Gökhan Göksen

Selbstmord, mein alter Freund

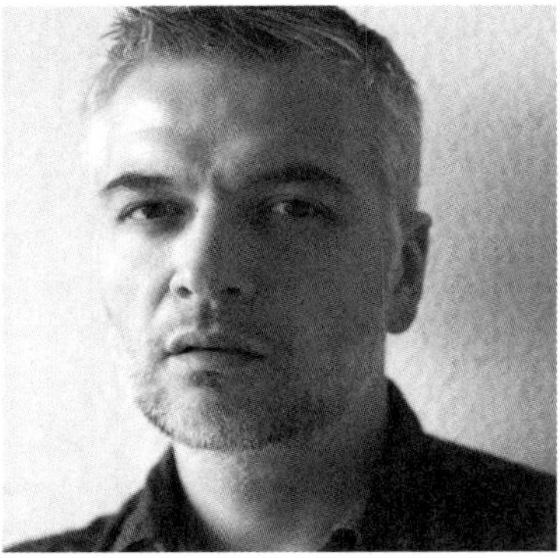

Photo by Gökhan Göksen

Gökhan Göksen geboren 1978 in Hamburg, arbeitet seit 20 Jahren als Export-Sachbearbeiter in Deutschland und in der Schweiz. Er tanzt, malt Bilder, fotografiert. »Selbstmord, mein alter Freund« ist sein dritter Roman. Er lebt in Zürich, Schweiz.

GÖKHAN GÖKSEN

SELBST MORD, MEIN ALTER FREUND

SIXTHKYŪ

Sixthkyu Verlag, Oberlandstrasse 70, 8610 Uster, Schweiz
Vertrieb: SüdOst Service GmbH, Waldkirchen
Lektorat und Korrektorat: Maria Rumler
Umschlaggestaltung und Typografie: Behrend & Buchholz, Hamburg
Fotografie Titelseite: Fotomontage von Behrend & Buchholz, Hamburg unter der Verwendung eines Fotos von iStock/ YiuCheung
Druck und Bindung: Sieprath GmbH, Aachen
ISBN 978-3-9525522-8-5 (gebunden)
ISBN 978-3-9525522-9-2 (E-Book)

Für meine Schwester

GROSSES THEATER

Meine Lieblingsfarbe ist Gelb. Gelb ist eine Grundfarbe. Es gibt gelbe Diamanten: Canary-Diamanten und Diamanten in Fancy Intense Yellow oder Fancy Vivid Yellow. Ich liebe kräftige Farben, die herausstechen. Ich mag sie an mir, als T-Shirt, Pullover, Jacke, Jeanshose, Schuhe. Meine Schwester Gülbebek mag ein starkes Rubinrot. Rubine haben es ihr angetan, die Farbe gibt es in der Pantone-Farbpalette. Elke mag Indigoblau und Rot, sie mag das Pantone-Rot, das etwas hellere. Meine Mutter Sarigül mochte starke Erdtöne, zum Beispiel Pantone Burnt Henna oder Pantone Burnt Orange. Geliebt hat sie ihr Lapislazuliblau. Das liegt an unserem Erbstück, einem großen Silberring mit einem lapislazuliblauen Stein, der aus der Familie meines Vaters aus dem Iran stammt.

Ich liebe auch Neonfarben, die so stark leuchten, dass sie mir den Atem rauben.

Ich sitze in der hinteren Reihe auf einem braunen Stuhl mit einem roten Kissen. Ich schaue auf die Bühne des großen Schmidt Theaters auf der Reeperbahn. Eine Frau ist auf Rachefeldzug gegen die Mundtoten. Sie redet sich von der Seele, worüber sie lange schweigen musste, nach dem 11. September, nach dem Terror. Nach dem Angriff der USA auf Afghanistan. Nach den Kontroversen, welche Nationen Krieg spielen wollten. Sie fühlte sich gecancelt, stummgeschaltet, sie durfte keine Kritik äußern.

Meine Gedanken wirbeln durcheinander. Ich sitze im Theater, aber ich bin nicht anwesend. Enthoben aus dem

Körper, beobachte ich mich aus einer anderen Position, trete eine Reise ins Ich an.

Meine Geschichte, die ich erzählen möchte, ist schon beendet. Die Ideen fließen durch die Windungen meines Gehirns:

Du, ja, du, folge mir auf meiner Reise ins Ich. Erlebe den Moment in mir. Ich öffne mich. Habe keine Angst. Zuerst stelle ich mich freundlich vor.

Mein Name ist Sharif. Ich bin siebenundzwanzig Jahre alt und habe Akne. Im Gesicht, am Rücken, am Po. Unglaublich, in meinem Alter noch Pickel zu haben, und dann noch zwei davon auf jeder Pobacke. Sie tun weh beim Ausdrücken und es kommt viel Flüssigkeit raus. Igitt. Ich bin ein Meter achtzig groß und wiege zweiundachtzig Kilo. Meine Mitmenschen haben mit meiner Art so ihre Mühen, aber ich verstehe nicht, warum. Ich fühle mich unverstanden. Aber will ich verstanden werden? Sollte ich mich von meinen Mitmenschen loskoppeln und endlich, endlich auf eigenen Beinen stehen?

Selbstmordgedanken begleiten mich seit dem zwölften Lebensjahr. Meine Gedanken treiben mich immer wieder in die Nähe des Abgrunds, aber mein Innerstes schreit nach Leben. Selbstmord, mein alter Freund, verfolgt mich auf Schritt und Tritt. Ich nutze den Drang zum Suizid. Ich setze ihn kraftvoll um.

Ich ziehe Lehren daraus, ich lerne, was mich voranbringt.

Sharif
SHarif
SHArif
SHARif
SHARIf

SHARIF!!!

Fünf Wörter, die ich für dich habe:

Sharif, es gibt nichts Besseres!

Ich weiß, ich klinge eingebildet. Aber diesen Spruch aus einem Film liebe ich. Ich will dir zeigen, wie es funktioniert, nie die Zuversicht zu verlieren. Egal, wie schlimm die Zeiten sind, es gibt immer Hoffnung.

Das Leben ist ein großes Theater auf einer großen Bühne. Wir sind es wert, Teil des schönsten Schauspiels zu sein!

Du bist es wert … DU.

Sie stiftet Hoffnung, sie ist eine der ältesten Farben der Welt.

Weißt du, welche Farbe ich meine? In der Farbpsychologie steht sie für Stabilität und Fruchtbarkeit.

Die Farbe Grün ist wohl die erste Farbe, die entstanden ist, vor zweihundert Millionen Jahren. In der grünen Farbe können wir Menschen biologisch bedingt viel besser die Farbnuancen unterscheiden als in all den anderen Farben.[1]

Wenn ein weißes Licht auf ein Prisma trifft, kommt farbiges Licht hervor. Gelb, rot, blau, orange, lila. Goethe versuchte immer wieder zu beweisen, dass weißes Licht etwas Reines und nicht aus farbigen Lichtern zusammengesetzt sei. So sollen Farben aus einem Kampf zwischen Licht und Finsternis hervorgehen, aber er lag doch daneben.[2]

So viele Farben und so viele Möglichkeiten der Herstellung. Schon vor Tausenden von Jahren konnten Menschen mit Ockerfarben Höhlenmalerei entwerfen, weit davon entfernt, ein Michelangelo zu sein. Man muss sich das einmal vorstellen, dass sich Menschen vor Jahrtausenden den mühsamen Prozess der Farbherstellung angeeignet haben! Bei den Griechen, Römern und davor bei den

---

[1] Vgl. Laste, S. (Regie). 2015. Die Magie der Farben: Von Höhlenrot bis Göttergelb. [Dokumentation]. ZDF.

[2] Vgl. Farbenlehre von Goethe. (2023, 13. April). Online abrufbar unter: https://www.lernhelfer.de/schuelerlexikon/physik-abitur/artikel/farbenlehre-von-goethe.

Ägyptern waren Farben den Reichen vorbehalten. Rot wurde aus der Purpurschnecke hergestellt. Zehntausende Schnecken wurden verwendet, um eine einzige Robe für einen römischen Staatsmann einzufärben. Der Stein Lapislazuli war bei den Ägyptern begehrt, um Schmuck für Königinnen und Totenmasken für Pharaonen herzustellen. Der kostbare Stein musste aus weit entfernten Ländern nach Ägypten transportiert werden. Die Gewinnung des ultramarinblauen Edelsteins erfolgte am Hindukusch und am Badachschan.[3] Die Wege waren beschwerlich. Fünftausend Kilometer Wegstrecke, die aufgeteilt war in viele Zwischenhändler, die ihre Waren anboten. Gold, Seide, Silber, Wolle und vieles mehr. Hier und da Edelsteine. Das Sendungsvolumen war mickrig im Vergleich zu den Transporten, die heute zwischen den Ländern stattfinden.

Manchmal stelle ich mir vor, dass unser Erbstück, der silberne Ring mit dem schönen Lapislazuli-Stein, ebenfalls einen langen Weg hinter sich hat. Übrigens:

Lazuli steht für das Wort Blau.

Wenn etwas uns fortgenommen wird,
womit wir tief und wunderbar zusammenhängen,
so ist viel von uns selber mit fortgenommen.[4]

---

[3] Vgl. Laste, S. (Regie). 2015. Die Magie der Farben: Von Höhlenrot bis Göttergelb. [Dokumentation]. ZDF.

[4] Rainer Maria Rilke. Ruth Sieber-Rilke: Briefe aus den Jahren 1907 bis 1914. Leipzig: Insel-Verlag 1933. S. 33.

SELBSTMORDGEDANKEN

Seit ich zwölf Jahre alt bin, denke ich an Selbstmord. Jeden Tag meditiere ich über Suizid. In einem Psychologie-Fachbuch über positive Gedanken habe ich mal gelesen:

»Wenn Sie sich ausmalen, wie Sie sich umbringen, und sich vorstellen, wie Ihre Mitmenschen um Sie trauern, dann brauchen Sie dringend psychologische Hilfe.«

Oder Schlimmeres, was mir gesagt wurde: Ich sei pathologisch und bräuchte unbedingt eine Einweisung in eine psychiatrische Einrichtung, um mir nicht selbst wehzutun. Nun bin ich siebenundzwanzig. Seit fünfzehn Jahren gehört es zu meinem Alltag, mir auszumalen, wie ich mich umbringen könnte. Sollte ich mich vor die Bahn werfen? Sollte ich vom Hochhaus springen? Sollte ich mir einen Strick um den Hals legen, mir die Pulsadern aufschneiden, mir eine Pistole in den mit Wasser gefüllten Mund stecken und abdrücken?

Warum ich daran denke?

Die Geschichte meiner Familie, die Hänseleien in meiner Schulzeit, ein gebrochenes Herz und Einsamkeit rufen meine Selbstmordgedanken hervor. Selbstverloren und von meinen Mitmenschen enttäuscht, mache ich mich auf den Weg, mir das Leben zu nehmen. Ein tief sitzender Schmerz lässt mich glauben, dass ich für diese Welt nichts wert bin. Je älter ich werde, desto besser erkenne ich die schönen Dinge des Lebens. Ich überlebe die Torturen des Alltags.

Ich fange mit meiner Familie an. Vieles, was vor meiner Geburt und während meiner Kindheit passiert ist, kenne ich nur vom Hörensagen. Ich versuche es dir, so gut es geht, zu beschreiben …

Über das Leben meines Vaters weiß ich nur wenig, weil ich das Nesthäkchen bin und unser Altersunterschied neunundvierzig Jahre beträgt. Seine Eltern waren Einwanderer aus dem Iran, die sich eine türkische Staatsangehörigkeit angeeignet haben, weil sie früh in die Türkische Republik geflohen sind. Ich habe sie nie kennengelernt, sie starben vor meiner Geburt. Meine Großeltern begaben sich in den Zwanzigerjahren auf einen steinigen Weg, dieser führte über eine über fünfhundert Kilometer lange Grenze zwischen den beiden Ländern Iran und Türkei. Die Türkei war noch keine Republik und der Iran war noch das Safawidenreich. Am 21. März 1935 wurde die Bezeichnung »Iran« für international verbindlich erklärt und am 29. Oktober 1923 rief Atatürk die Türkei als Republik aus.

Die Eltern meiner Großeltern wurden bei der Hochzeit ihrer Kinder bestohlen. Sie wollten sich zurückholen, was ihnen gehörte, und wurden dabei tödlich verletzt. Auch meinen Großeltern wollte man das Leben nehmen. Ihnen blieb keine Wahl: Sie konnten meine Urgroßeltern nicht beerdigen. Sie mussten fliehen. Mein Vater hat nie erzählt, was das für Leute waren, die unseren Vorfahren das Leben genommen haben. Aber er sprach stolz von seinen Eltern, die mit unerschöpflichem Durchhaltevermögen und eisernem Willen dafür gekämpft haben, ihren Kindern alles zu ermöglichen. Mit einer falschen Identität als Helfer für Teppich-Transporte aus Isfahan nahmen sie eine monatelange Reise auf sich, um ein neues Leben in Istanbul zu beginnen. Dafür haben sie all ihr Hab und Gut geopfert, bis auf einen Silberring mit einem lapislazuliblauen Stein mit dem Namen »Özel Tas«, *Besonderer Stein*. Ich vermute, dass der Stein aus Afghanistan stammt, das über große Vorkommen des Gesteins verfügt.

Meine Großeltern kamen mit leeren Taschen und ohne Sprachkenntnisse in Istanbul an. Meine Großmutter trug ein Baby auf dem Arm, das sie auf der beschwerlichen Reise zur Welt gebracht hatte. Sie nannten meinen Vater Fariborz, gaben für den türkischen Pass jedoch den Namen Faruk an. Der Name bedeutet: »Jemand, der die Wahrheit erkennt«. In seiner Geburtsurkunde steht: geboren am 15. Oktober 1928 in Istanbul, Stadtteil Maltepe. Aber sein richtiges Geburtsdatum ist unbekannt. Meine Großeltern mussten es schätzen.

Großvater arbeitete auf dem Bau, Großmutter passte auf die Kinder auf. Sie wohnten in zwei kleinen einfach möblierten Zimmern. Sie heizten und kochten mit einem Holzofen. Mein Vater besuchte so wie seine Geschwister die türkische Pflichtgrundschule bis zur fünften Klasse. Für die weiterführende Schule hatte seine Familie kein Geld. Er arbeitete als Zwölfjähriger als Helfer auf dem Gemüsemarkt und gab seinen Eltern seinen Lohn. Seine Mutter versteckte und überwachte das Geld der Familie.

Mit achtzehn musste mein Vater wie alle Männer zum Militär und verbrachte zwei Jahre in Kars, einer eintausendfünfhundert Kilometer entfernten Provinz im Osten der Türkei. Im Jahr 1921 wurde im Vertrag von Kars, einem Freundschaftsvertrag, der Grenzverlauf zwischen dem ehemaligen Sowjetrussland und der Türkei geregelt. Zu meiner Überraschung entdeckte ich, dass dieser Vertrag immer noch gültig ist. Es waren keine einfachen Jahre für meinen Vater, der Zweite Weltkrieg war gerade vorbei, es war das Jahr 1946. Spannungen gab es immer wieder und er musste wachsam und gehorsam sein. Die einzige Aufgabe der Soldaten bestand darin, Befehle zu befolgen. Persönliche Empfindungen und Meinungen galten nichts. Aber mein Vater überstand die Zeit in der Armee glimpflich. Er hielt sich im Hintergrund und erlebte nur kleinere Strafmaßnahmen. Viele Soldaten wurden krank. Durch den Gebrauch der Schusswaffen ohne Lärmschutz verloren sie ihr Gehör. Viele wurden von Vorgesetzten misshandelt. Junge Männer waren so schlimm verprügelt worden, dass sie danach nicht mehr die gleichen Menschen waren wie davor. So etwas kommt noch heute vor, überall auf der Welt. Nicht nur Armeen, auch Aufnahmerituale von Verbindungen an Universitäten oder von Eishockey- und Fußballmannschaften zerrütten die Psyche einzelner Menschen. Ich werde nie den Moment vergessen, als ich davon gehört habe, dass ein Fußballspieler sich von seinen Mitspielern auf den Kopf pissen lassen musste, um mitspielen zu dürfen. Der Mannschaftskapitän hatte es bestimmt. Sadisten gibt es überall, nicht nur im Militär.

Als mein Vater zurück nach Istanbul kam, umarmte er seine Eltern und seine Geschwister mit Stolz. Die Erfahrung in der Armee hatte ihn zäh gemacht. Er war bereit für etwas Neues.

Bei einem Bekannten der Familie lernte er den Beruf des Schweißers. Er warf zwar das ein oder andere Mal ein Auge auf eine Frau, aber entscheiden konnte er sich nicht. Deshalb suchten meine Großeltern eine Frau für ihn. Als er sechsundzwanzig Jahre alt war, sagte mein Großvater zu ihm:

»Faruk, du kannst nicht länger als einsamer Mann leben, das ist ungesund für dich.«

Wenig später heiratete mein Vater eine junge türkische Frau aus der Nachbarschaft. Sie gebar eine Tochter und ein paar Jahre später in Deutschland einen Sohn. Nach der Hochzeit im familiären Rahmen zogen sie in eine eigene Wohnung. Das Geld reichte von vorn bis hinten nicht. Als in Deutschland gesunde, starke Gastarbeiter gesucht wurden, ergriffen mein Vater und seine Frau die Chance und verließen die Türkei. Meine Großeltern flohen vor dem Tod, mein Vater floh vor der Armut.

Deutschland warb intensiv um Gastarbeiter aus der Türkei, nachdem es bereits viele aus Spanien, Italien und Griechenland aufgenommen hatte. In der Nacht vom 12. auf den 13. August 1961 gab Walter Ulbricht, der DDR-Staatsvorsitzende und SED-Parteiführer, den Befehl zur Abriegelung der Sektorengrenze in Berlin. Im Oktober 1961 wurde ein Anwerbeabkommen mit der Türkei unterzeichnet.

Es dauerte acht Monate, bis mein Vater die Genehmigung, um als Gastarbeiter nach Deutschland reisen zu dürfen, in den Händen hielt. Die dafür nötige ärztliche Untersuchung war für einen moslemischen Mann erniedrigend. Faruk war noch nie von einem Arzt untersucht worden. Er musste sich mit mehreren Männern in einer Reihe aufstellen und die Arme über dem Kopf verschränken. Jeder war nackt. Sie trauten sich nicht, nach unten zu schauen. Es war für meinen Vater beschämend, dass eine Frau ihm in seine Weichteile griff. Anschließend musste er nackt Steine von einer Seite des Raums zur anderen tragen. Die umstehenden Männer sahen ihm dabei zu. Danach zogen sie sich an und wurden für Fitnessübungen in den Hof geführt. Viele Männer, mit denen Faruk später gesprochen hat, haben die Ärzte mit denen aus dem Zweiten Weltkrieg verglichen, die die Juden untersuchten und in den Tod schickten. Keiner der Männer gab auf. Sie schluckten ihren Stolz und ihre Wut hinunter, um der

Armut zu entfliehen. Vielen Männern, die verzweifelten, wurde die Einreise verwehrt. Nur die Fittesten und Stärksten wurden genommen.

Die Fahrt nach Deutschland dauerte sechzig Stunden. Die Männer drängten sich im Zugabteil aneinander, konnten sich nicht abstützen oder hinlegen. Sie schliefen ein und fremde Männer lagen sich in den Armen, um Schlaf zu finden. Sie wurden nicht böse, wenn jemand den Kopf auf die Schulter legte oder aus Versehen eine Hand am Gemächt des anderen landete. Man entschuldigte sich und lächelte sich an wie Verbündete.

Erschöpft, verschwitzt und übelriechend kamen die Männer in München an. Sie wurden in Gruppenduschräume gebeten, wo sie sich mit Seife und lauwarmem Wasser erfrischten. Für meinen Vater ging es zwei Tage später weiter nach Norddeutschland, wo er als Schweißer am Hamburger Hafen arbeiten sollte. Man hat ihn in einen Bus voller türkischer Männer verfrachtet. Auch hier konnte er nicht sitzen. Als er nach zwölf Stunden Fahrt in Hamburg ausstieg, kam er sich ziemlich dämlich vor, wie mir mein Vater erzählte. Er hatte keine Ahnung, was die Menschen um ihn herum redeten. Zum Glück gab es Türken, die gute Deutschkenntnisse hatten und für die anderen übersetzten. Er wurde einem Mehrpersonenzimmer zugewiesen, das er sich mit sechs Männern teilte. Meinem Vater blieb keine Zeit, um sich auszuruhen. Die Arbeitskräfte sollten so schnell wie möglich starten. Mit großer Müdigkeit stand mein Vater am ersten Tag in Hamburg am Fließband und verdiente sein erstes deutsches Geld.

»Mensch, bist du dumm?«
»Mach das ordentlich!«

»Falsch, Faruk! Das machst du falsch!«

Mein Vater wurde gemaßregelt, er fühlte sich unfair behandelt. Erst, als er die ersten Brocken Deutsch konnte und seine Arbeit ordentlich machte, gab es zu hören:

»Faruk, hast du gut gemacht. Heute gut. Gut gearbeitet.«

Mein Vater war ein klein wenig stolz darauf, dass es langsam besser klappte. Als er das erste Geld auf sein eröffnetes Konto einzahlte, war er froh. So viel hätte er in der Türkei in acht Monaten verdient.

Mein Vater erlebte einen Kulturschock in Deutschland. Die sexuelle Revolution mit diesen ganzen Helgas, Angelikas und Ursulas war in vollem Gange. Diese Frauen bewegten sich völlig ungehemmt. Die vielen Brüste der Oben-ohne-Bewegung machten die verheirateten türkischen Männer ganz schwindelig. Die gut aussehenden Männer fanden schnell eine Liebelei. Einige deutsche Frauen wurden schnell schwach und die türkischen Männer fühlten sich wie im Schlaraffenland, keine Regeln, keiner, der sie kontrollierte. Erst nach dem Tod meines Vaters haben wir erfahren, dass er eine Helga gehabt hatte.

Ich kann mir kaum vorstellen, wie es sein muss, in ein Land zu kommen, dessen Sprache man nicht versteht, und bei der Arbeit immer wieder das Wort »Nein« zu hören bekommt.

Mein Vater gab mir immer wieder zu verstehen: »All die türkischen Frauen und Männer, die gekommen sind, verdienen großen Respekt. Sie sollen stolz ihren Kopf aufrecht halten, denn sie haben es in Deutschland geschafft.«

Seine Frau und seine kleine Tochter folgten ihm ein paar Monate später nach Hamburg. Seine Frau, die wie Faruk noch nie eine ärztliche Untersuchung erlebt hatte, erlitt ein kleines Trauma, als ein männlicher Arzt mit einem Metallgegenstand in ihre Vagina gedrungen ist, einer Art Spekulum.

Für seine Frau war die Zugfahrt noch schlimmer. Für die vielen Frauen gab es zu wenig Essen und Trinken. Wegen eines Planungsfehlers hatte man vergessen, für Verpflegung zu sorgen. Erst nach vierundzwanzig Stunden Fahrt gab es etwas zu essen und zu trinken. Seine Frau hatte zum Glück etwas von ihren Eltern mitbekommen, aber aufgrund ihrer Übelkeit während der Zugfahrt konnte sie kaum etwas zu sich nehmen und gab das Essen ihrer Tochter.

Faruk durfte mit seiner Frau und seiner Tochter nicht im gleichen Gebäude, geschweige denn im gleichen Zimmer schlafen. Der deutsche Staat hatte die Zusammenführung von Familien nicht geplant, man hatte das schlicht ausgeblendet. Die Gastarbeiter würden sowieso nach ein paar Jahren zurückfahren. Das sagte man leichtgläubig. Aber sobald Frauen und Kinder kommen, wird es schwierig, zurück in die Heimat zu gehen.

Es dauerte mehrere Monate, bis der Arbeitgeber meines Vaters ihm eine Wohnung in einem Mehrfamilienhaus nähe Altona Bahnhof besorgte. Endlich konnte Faruk mit seiner Familie zusammenwohnen. Endlich konnten sie sich einrichten. Im Haus wohnten viele ausländische Familien und ein paar Deutsche, die als Aufpasser dienten. Sie drehten ihre Runden und behielten die Gastarbeiter im Auge. Mein Vater erzählte mir einmal, dass besonders einsame Männer Dummheiten anstellen würden, weil sie nicht richtig ausgelastet wären.

»Junge Männer werden befallen von der Seks Tanrisi und vergessen sich selbst. Ich muss dich schützen, Sharif, vor ihr.«

Er lachte dann in sich hinein, ich war zu jung, um das zu verstehen.

Die Sexgöttin, also *Seks Tanrisi,* zieht sie in ihren Bann und die Männer müssen beruhigt werden. Meistens suchen sich die einsamen Männerseelen eine ordentliche Frau, denn nur so besänftigen sie die Sexgöttin.

Als mein Vater seinen Sohn Tufan in den Händen hielt, war er stolz darauf, einen männlichen Nachkommen gezeugt zu haben. Nur der Sohn kann den Namen weitergeben.

Mein Vater und seine Frau hatten es nicht leicht. Das fremde Klima, die Verständigungsprobleme und die winzige Wohnung machten das Zusammenleben in Hamburg schwierig. Als ihre Tochter sechs Jahre alt wurde, konnte seine Frau die Lebensumstände im Norden nicht länger ertragen. Sie ließ sich von meinem Vater scheiden. Die Tochter wurde der Mutter, der Sohn dem Vater zugesprochen.

Am Anfang lebten die beiden ganz gut.

Vater und Sohn.

Nach einem Jahr und gutem Zureden nahestehender türkischer Frauen und Männer stand für meinen Vater fest, dass er ein zweites Mal heiraten müsse. Sein junger Sohn brauchte eine neue Mutter. Faruk ließ Tufan zurück bei Bekannten und reiste nach Istanbul. Er versuchte, auf schnellstem Wege eine Neue zu finden. Die Gastarbeit in Deutschland und der damit verbundene höhere Lebensstandard versprachen der zukünftigen Ehefrau eine gute Zukunft. Er scheute sich nicht, seine finanziellen Mittel in den Vordergrund zu stellen. Schließlich war es seine Mutter, die die Familie Aykut zum Essen einlud. Der Abend besiegelte das Schicksal meines Vaters, denn am Tisch seiner Eltern saß seine zukünftige Frau Sarigül. Meine Mutter.

Sarigül Aykut, geboren am 22. November 1950, lebte mit ihren neun Geschwistern und ihren Eltern in einem kleinen braunen Holzhaus mit einem Zimmer pro Stockwerk. Erdgeschoss, erstes und zweites Stockwerk, jeweils vier mal vier Meter. Die Kinder schliefen im Erdgeschoss und im ersten Stock, die Eltern schliefen im zweiten Stock. Ganz selten bekamen sie Besuch.

Heute ist dieses Haus ein Denkmal. Manchmal gehe ich mit meiner Schwester Gülbebek in Istanbul spazieren und wir schauen uns zusammen das Holzhaus an. Jedes Mal stehen wir ungläubig davor und können uns nicht vorstellen, dass eine elfköpfige Familie in einem so winzigen Haus wohnen konnte. Nun steht es im Schatten einer riesigen Eiche. Die Holzwände des Hauses scheinen sich an den dicken Stamm anzulehnen.

Meine Mutter Sarigül besuchte wie mein Vater nur die Pflichtschule bis zur fünften Klasse. Der Familie fehlte das Geld. Sie hatte ja nicht einmal die richtigen Schuhe, um die Schule zu besuchen. Fünf Jahre lang ging sie ziellos durchs Leben. Da sie ein junges Mädchen war, wollte ihr Vater nicht, dass sie sich eine Arbeit suchte. Erst an ihrem sechzehnten Geburtstag durfte sie wie ihre ältere Schwester bei einer großen Zigarettenfabrik anfangen. Wie viele andere der Angestellten fing sie leider mit dem Rauchen an und sollte nie wieder davon loskommen.

Faruk hatte keine Zeit. Er drängte die Familie Aykut, der Heirat zuzustimmen, doch die war noch nicht überzeugt. Sie wollte die Entscheidung gut abwägen, immerhin war mein Vater einundzwanzig Jahre älter als ihre Tochter. Sarigüls Freundinnen rieten ihr, bloß aus der

Türkei abzuhauen und ihr Glück in Deutschland zu suchen.

»Dort wirst du es gut haben. Und viel Geld hat er auch!«

»Ja, schau dir seine Geschenke an!«

Doch Sarigül hing sehr an ihrem Vater und wollte ihn nicht verlassen. Sie war ratlos. Bald machte Faruk ihr klar:

»In drei Tagen werde ich eine andere Frau suchen müssen.« Er zeigte ihr den silbernen Ring mit dem blauen Stein, den Özel Tas, und erzählte ihr vom schönen Deutschland. So traf sie eine Entscheidung, die ihr Leben auf den Kopf stellte. Ihre Hoffnung, der bitteren Armut zu entkommen, brachte sie dazu, über Nacht mit Faruk zu fliehen. Er versprach, dass sie kaum putzen müsse, und sein Geld versprach ihr, dass sie nie Hunger leiden müsse. Sie verließ ihre Verwandten, ihre Freunde und ihre Heimat, um einem Mann in ein unbekanntes Land zu folgen. Entschlossen gingen sie zum Standesamt und kurz darauf brachte Faruk seine neue Ehefrau zur Deutschen Botschaft. Sie hatten großes Glück. Die Botschaft stellte eine Bewilligung aus, die es meiner Mutter erlaubte, als Faruks neue Ehefrau nach Deutschland zu reisen. Die meisten Frauen brauchten Wochen oder Monate, aber an dem Tag, an dem meine Eltern die Botschaft betraten, erleichterte eine Gesetzesänderung die Einwanderung für Ehefrauen. Jahre später wurden die Bestimmungen wieder verschärft. Ehefrauen müssen mindestens achtzehn Jahre alt sein und Deutschkenntnisse vorweisen, um ihren Ehemännern folgen zu dürfen. Aber das weißt du sicher schon.

Der erste Flug in Sarigüls Leben, Ende der Sechzigerjahre, war ein unglaubliches Abenteuer für sie. Sie hatte noch nie zuvor ein Flugzeug aus der Nähe gesehen und sollte nun mit Faruk nach Hamburg fliegen. Es gab heftige Turbulenzen, sodass meine Mutter auf ewig Angst vor den großen Dingern haben sollte. Aber sie stellte sich ihrer Angst immer wieder und flog in ihrem Leben Hunderte Male damit.

Tufan, Faruks Sohn, war fünf Jahre alt. Er verstieß seine Stiefmutter direkt bei der Ankunft. Sie war für ihn ein Eindringling. Sie wagte den törichten Versuch, seine eigene Mutter ersetzen zu wollen. Tufan dachte lange, dass Sarigül der Grund für die Trennung seiner Eltern war.

Faruk maßregelte ihn: »Tufan, du musst meiner Frau Respekt zollen. Sie ist schließlich meine neue Ehefrau und soll ja deine Mutter sein.«

Für meine Mutter war die Ankunft in Hamburg ein Schock. Faruk hatte ihr Wohlstand und Sicherheit versprochen, aber ihr neues Zuhause roch abgestanden und war voll Ungeziefer. Schmutz hing an den Wänden, Tufans Bettlaken stank nach Urin und die Fenster waren verschmiert. Die ersten Tage in Hamburg verbrachte meine Mutter damit, Faruks und Tufans Wohnung intensiv zu reinigen. Mehrmals wischte sie die Böden mit heißem Wasser, putzte die Fenster und schrubbte das Bad. Die Waschmaschine lief ununterbrochen. Sie wusch Vorhänge, Bettwäsche, Handtücher und die Kleidung, die verknittert in den Schränken gelegen hatte. Abends war sie erschöpft, aber Faruk legte sich zu ihr. Für ihn war es Vergnügen, sie empfand es als ihre Pflicht.

Die Haushaltskasse reichte kaum für Miete und Essen. Sie musste den Einkauf gut kalkulieren, damit sie bis zum Monatsende mit dem Geld auskamen. Nach einer langen Diskussion mit Faruk erfuhr meine Mutter, dass er zwölftausend Mark als Kredit aufgenommen hatte. Mit fünfzehn Prozent Zinsen im Jahr. Wucher, wie meine Mutter mir sagte. Mein Vater hatte damit die Flugtickets, die Hochzeit, die Geschenke an Verwandte und Sarigüls

Einreise bezahlt. Die monatlichen Raten für den Kredit wogen schwer und das Einkommen meines Vaters reichte kaum aus.

Sarigül verstand kein Wort Deutsch und verließ die Wohnung fast nie. Den Besuch einer Sprachschule verbot mein Vater ihr. Wie bei so vielen Gastarbeiterfamilien in Deutschland entschied der Mann des Hauses. Die Sprachschwierigkeiten meiner Mutter ließen nicht zu, dass sie Bekanntschaften knüpfen oder einen Arbeitsplatz finden konnte. Der fehlende Kontakt zu ihrer Familie und ihren Freunden isolierte meine Mutter und machte sie immer abhängiger von Faruk. Aber einen kleinen Lichtblick gab es für sie: Eine freundliche ältere Nachbarin brachte ihr ein wenig Deutsch bei. Sie hielt meiner Mutter Gegenstände hin und betonte die Silben deutlich:

»Becher.«

»Glas.«

»Tür.«

»Schrank.«

Es vergingen Wochen und Monate, in denen meine Mutter langsam Fortschritte in der deutschen Sprache machte. Auch das Verhältnis zu Tufan besserte sich allmählich. Von einer so starken Liebe wie zwischen Mutter und Sohn konnte man nicht sprechen, aber es gab Momente, in denen sie sich fest umarmten.

Bald verbesserte sich auch die finanzielle Lage. Mein Vater erhielt eine Anstellung bei der Deutschen Post und meine Mutter fing als Reinigungskraft in einem Großraumbüro an. Die ersten Male fiel es ihr schwer. Ihr Stolz litt stark darunter, doch das Geld musste her. Bald konnten sich meine Eltern neue Möbel und gute Lebensmittel leisten. Durch die Anstellung bei der Deutschen Post hatte Faruk ein Anrecht auf eine Wohnung für Postangestellte. Die Wartezeit betrug circa sechs Monate. In dieser Zeit stieg das Gehalt der Postangestellten, sodass meine Eltern den Kredit einfacher bedienen und sich eine knapp 115 Quadratmeter große Wohnung mit vier Zimmern, einer geräumigen Küche, einem Badezimmer und einer Gästetoilette mieten konnten. Meine Mutter ging auf große Einkaufstouren. Ein neues Bett, neue Schränke, ein neues Sofa und ein schöner Holztisch für die Küche mussten her. Nach dem ersten Jahr in der neuen Wohnung erfuhr meine Mutter, dass sie im dritten Monat schwanger war. Überglücklich kaufte sie ein Babybett. Die Schwangerschaft festigte die labile Zweckehe und sechs Monate später schweißte meine Schwester Gülbebek, Rosenbaby, meine Eltern noch enger zusammen. Sie kam am 16. April 1973 auf die Welt, im Sternzeichen Widder. Sarigül brachte ihr erstes Kind unter großen Schmerzen im Altonaer Kinderkrankenhaus auf die Welt. Doch die folgenden Monate ließen meine Mutter die Anstrengungen der Geburt vergessen: Gülbebek war ein Segen. Sarigül musste nicht mehr als Reinigungskraft arbeiten und konnte sich um ihr Neugeborenes kümmern. Es wurde ihre Lebensaufgabe, ihr Baby zu umsorgen. Meine Schwester war gesund und munter, Sarigül liebte es, ihre Tochter in den Arm zu nehmen.

Später beichtete meine Mutter mir, sie hätte uns Kinder manchmal erwürgen können, weil wir ihr so auf die Nerven gegangen waren. Aber sie war eine gute Mutter, es blieb bei den Gedanken. Während Gülbebek und Tufan heranwuchsen, wurde die Ehe meiner Eltern immer wieder auf die Probe gestellt. In den ersten Jahren hatte meine Mutter über den großen Altersunterschied hinwegsehen können, aber später fragte sie sich, ob es nicht besser gewesen wäre, wenn sie einen jüngeren Mann geheiratet hätte.

Jede Entscheidung, die wir treffen, kann unser Leben auf den Kopf stellen.

Schon mein Start ins Leben verlief ungewöhnlich. Der Haussegen hing schief, mein Vater merkte, dass er langsam älter wurde und seine Attraktivität und Ausstrahlung einbüßte. Dabei war er sehr bedacht auf sein Äußeres. Er färbte sein graues Haar und trieb Kraftsport. Aber ihn beschlich das Gefühl, dass er seine Frau nicht mehr unter Kontrolle hatte. Auf jeden Mann, mit dem meine Mutter sprach, wurde er eifersüchtig. Als meine Schwester fünf Jahre alt war, musste sie einen der schrecklichsten Momente ihrer Kindheit überstehen. Unsere Mutter war im vierten Monat schwanger mit mir. Mein Vater und mein nun knapp dreizehn Jahre alter Bruder Tufan kamen von einem Besuch bei Verwandten nach Hause. Faruk hatte zu viel Raki getrunken und war nicht mehr bei Sinnen.

Er baute sich vor Sarigül auf und fragte lallend: »Von wem ist das Kind? Ich hatte schon lange keinen Sex mehr mit dir.«

»Faruk, bist du betrunken?«

»Halt den Mund! Von wem ist das Kind?!«

»Natürlich von dir! Von wem denn sonst? Ich bin eine ehrliche Muslima.«

Meine Schwester, die vom Lärm aufgeweckt worden war, kam aus ihrem Zimmer. Mein Vater legte seine Hände fest auf ihre kleinen Schultern und brüllte Tufan an: »Los, du hast doch Kickboxen gelernt, tritt deiner Schwiegermutter in den Bauch!«

Meine Mutter konnte gerade noch ausweichen und stürzte auf den Boden.

Mein Vater brüllte lauter und lauter: »Noch mal! Noch mal! Tritt sie! Tritt sie! Diese Schlampe!«

Meine Schwester streckte die Arme aus und schrie verzweifelt: »Aufhören! Aufhören! MAMA! MAMA!«

Tufan trat auf meine Mutter ein, die auf dem Boden lag und die Hände schützend um ihren Bauch hielt.

»Schlag auf die Arme, Beine, Kopf!«

Sie musste ins Krankenhaus. Sie konnte dem Arzt den Grund für die Blessuren und die Beule am Kopf nicht erklären. Sie hatte Angst und ihr fehlten die Deutschkenntnisse. Die körperlichen Schmerzen waren nicht das, was Sarigül zittern und weinen ließ. Es war die Sorge um mich.

Lebt mein Baby noch?

Tufan war verwirrt. Er hatte viel verloren. Innerhalb von Sekunden hatte er seinen Anstand verloren, hatte er sich entmenschlicht. Es kann Jahre dauern, bis man verlorenen Respekt wiedererlangt. Ob man es schaffen kann, Vertrauen wiederzuerlangen, ist ungewiss.

Es vergingen Jahre, in denen meine Eltern nur knapp über die Runden kamen. So gaben sie ihr Geld beim Lotto aus und warteten gespannt auf die Ziehung der Lottozahlen im Fernsehen. Drei Monate vor meiner Geburt, kurz vor der Samstagsziehung, füllte meine Mutter einen Schein aus. Sie hatte fünf Richtige und im Spiel 77 sechs richtige Zahlen. Dieser ausgefüllte Lottoschein bescherte meiner Familie 135.000 Deutsche Mark.

Meine Eltern verbanden das Glück im Spiel mit der Schwangerschaft, meine Mutter nannte mich liebevoll »das goldene Glückskind«. Mein Vater wollte seinen Verwandten und Bekannten etwas vom Gewinn abgeben, aber meine Mutter bewahrte einen kühlen Kopf und überredete ihn, von dem Geld ein gutes Grundstück in Istanbul, im Stadtteil Maltepe, zu kaufen. Sie vergaben einen Bauauftrag für ein Haus mit vier Stockwerken, für dessen Bau sie einen hohen Kredit aufnahmen. Nachdem die Genehmigungen für den Bau und Kauf abgeschlossen und notariell beglaubigt worden waren, mussten meine Eltern zurück nach Hamburg. Doch der Geldsegen wandelte sich zum Fluch. Sarigül wollte ihren Eltern etwas Gutes tun und ihnen ein schönes Heim bauen lassen, aber als der Bau des Hauses begann, starb der Vater meiner Mutter überraschend an einem Herzinfarkt. Als sie die Nachricht am Telefon erhielt, war sie am Boden zerstört. Sie hatte ihrem Vater beweisen wollen, dass sie doch noch etwas in ihrem Leben erreicht hatte. Sarigüls Mutter erlitt aufgrund des Verlusts ihres Ehemanns einen Schlaganfall. Meine Mutter war von tiefer Trauer überwältigt, als die erste Wehe eintrat. Sie war nicht bereit, ein neues Leben auf die Welt zu bringen, während ihr Leben in ihrer Heimat zusammenbrach. Wenig später setzte eine zweite Wehe ein und ein Schwall von Wasser ergoss sich auf dem Fußboden im Flur neben dem Telefon. Ich war ungeduldig und meine Mutter kam gerade noch rechtzeitig ins Altonaer Kinderkrankenhaus. Meine Geburt am 26. März 1979 im Sternzeichen Widder war für meine Schwester ein Schock. Sie hatte eine Schwester erwartet und keinen Jungen, sie fand bereits Tufan so blöde. Weinend fragte sie ihre Mutter:

»Warum konnte es denn kein Mädchen sein?«

Sarigül nahm ihre Tochter in den Arm und sagte: »Guck mal, wie süß der Junge ist.«

Gülbebek verzog unglücklich das Gesicht, doch als meine Mutter ihr ein strahlendes Lächeln schenkte, konnte sie sich ein Grinsen nicht verkneifen.

Meine Mutter litt an einer schweren Schwangerschaftsdepression. Sie trauerte um ihren Vater und die verpasste Chance, ihn glücklich zu machen. Meinetwegen verpasste sie das Begräbnis. Ihre Familie hatte nicht warten können. Die Beerdigung musste innerhalb von achtundvierzig Stunden stattfinden. Meine Mutter war wie gelähmt von dem Gefühl der Hilflosigkeit und gleichzeitig von der Verantwortung, die sie nun für mich, Gülbebek und Tufan trug.

Trotzdem war ich für meine Mutter ein Wunschkind. Die türkische Kultur und ihre Eltern haben ihr stets vermittelt, dass ein Sohn große Ehre bedeutet. Ich verstehe diese Fixierung auf Jungen nicht.

Drei Monate nach meiner Geburt verschlechterte sich der Zustand meiner Großmutter, sodass meine Mutter in die Türkei flog. Sie ließ mich bei meinem Vater in Hamburg zurück, da in der Türkei eine große Hitzewelle herrschte. Sie wollte vermeiden, dass ich in Istanbul Durchfall und Flüssigkeitsmangel bekam. Es fiel ihr schwer, mich zurückzulassen, aber sie wollte nicht das Risiko eingehen, auch noch die Beerdigung ihrer Mutter zu verpassen.

Es war für meinen Vater nicht leicht, seine Arbeit und die Pflege eines Babys unter einen Hut zu bekommen. Er kümmerte sich gern um mich, ich war ja sein eigen Fleisch und Blut, sein Sohn, und er war stolz auf seinen Sohn. Er meinte, ich wäre ein ruhiges Baby, das viel schlief. Jedoch lag das weniger an meinem Wesen, sondern mehr an dem Verhalten meines Vaters, der mir beim ersten Schrei eine übergroße Portion Babynahrung gab. Jedes Mal, wenn ich schrie, wurde ich vollgestopft. Danach schlief ich sehr gut ein, kein Wunder, ich war übermüde vom Verdauen. Für Faruk war es ein Segen, dass er sich drei Stunden lang nicht um mich kümmern musste.

Vier Wochen später landeten Sarigül und Gülbebek am Hamburger Flughafen. Meine Mutter hatte mich vermisst und freute sich, ihr Baby endlich wieder in die Arme zu nehmen. Aber was sie im Bettchen sah, brachte sie aus der Fassung:

»Was ist das?«

Ich hatte satte zwanzig Pfund zugenommen und wog mit sieben Monaten sechszehn Kilogramm, das Doppelte von dem, was üblich ist. Ich war ein Sklave meines Gewichts, konnte weder meinen Kopf noch meinen Körper alleine bewegen.

Der Kinderarzt erschrak, fasste sich an den Kopf:

»Was haben Sie gemacht? Das arme Kind!«

Als man mich auf Diät setzte, schrie ich natürlich, und für meine Mutter begann wieder einmal eine Zeit, die ihre Nerven stark strapazierte. Sie brauchte einige Zeit und schaffte es mit ärztlicher Hilfe, mich auf ein normales Gewicht zu bringen. Eine Weile herrschte Frieden in unserer Familie, obwohl meine Eltern wegen des Kredits für den Hausbau in Istanbul finanziell zu knabbern hatten. So brachte meine Mutter mich bald in den Kindergarten, um wieder putzen gehen zu können.

Als Tufan neunzehn war, lernte er Fatma kennen, eine sechs Jahre ältere Frau. Sie war fast so alt wie meine Mutter. Er wollte sie unbedingt heiraten. Sarigül war dagegen, denn sie wollte nicht, dass er überstürzt heiratete.

»Faruk, findest du nicht, dass er viel zu jung ist? Er ist ja nicht mal zwanzig Jahre alt.«

»Lass das mal meine Sorge sein. Ich spreche mit meinem Sohn. Vielleicht kann ich ihn davon überzeugen, sich das in Ruhe zu überlegen.«

Aber mein Bruder setzte seinen Willen durch. Ich weiß

nicht, ob die Sexgöttin *Seks Tanrisi* ihre Finger im Spiel hatte.

Meine Mutter kleidete sich modern, färbte ihr Haar blond, legte gern Schmuck an und schminkte sich dezent. Das Kopftuch trug sie nur für Gebete. Fatmas Familie war hingegen sehr gläubig, die Frauen trugen immer Kopftuch. Sie waren nicht die nettesten Leute und erzählten leidenschaftlich gern Klatsch und Tratsch. Faruk war ein leichtes Opfer für sie. Sie redeten meinem Vater ein, dass meine Mutter sich für eine verheiratete Muslima zu freizügig kleiden würde.

»Und welche Frau schminkt sich denn? Und dann diese offenen Blusen!«

Tufan, Fatma und ihre Familie stachelten die Eifersucht meines Vaters an. Er versuchte, seine Frau zu zügeln, aber Sarigüls starken Willen konnte er nicht brechen.

»Faruk, nein. Ich lebe in Deutschland, nicht in der Türkei.«

Das führte zu neuen Spannungen, der kurze Frieden war dahin.

Ich war sechzehn Monate alt, als meine Mutter ein Telefongespräch zwischen Faruk und Tufan mitbekam, das sie stutzig werden ließ. Meine Mutter hielt mich fest und betrat den Flur. Faruk benahm sich, als wäre er erwischt worden, legte auf und ging schnell aus der Wohnung. Sarigül gab mir eine große Portion Babybrei und legte mich in mein Bettchen. Als ich eingeschlafen war, nahm sie Gülbebek an die Hand und sagte:

»Wir gehen jetzt zu deinem älteren Bruder. Ich bitte dich, sehr ruhig zu sein. Es kann sein, dass wir laufen müssen.«

Die Anspannung meiner Mutter übertrug sich auf meine Schwester.

»Mama, was ist denn los?«

»Psst. Sei ganz ruhig jetzt. Versprich mir das.«

»Okay, Mama, ich werde leise sein.«

Sarigül fühlte sich nicht wohl dabei, mich alleine in der Wohnung zu lassen, aber etwas war nicht in Ordnung und sie musste herausfinden, was mein Vater im Schilde führte.

Tufan und Fatma waren nach der Hochzeit nach Altona gezogen, nicht weit von unserer Wohnung entfernt. Als Sarigül und Gülbebek wenige Meter von der Wohnung entfernt waren, drangen bereits Faruks, Tufans und Fatmas laute Stimmen zu ihnen. Meine Mutter und meine Schwester stellten sich unter das gekippte Fenster des Wohnzimmers. Sie erkannten auch die Stimmen von Fatmas Familie. Mein Vater war betrunken, er schrie sich in einen Racherausch.

»Sie hat einen Geliebten! Ich werde die beiden umbringen! Verdammte Hure, sie geht anschaffen mit ihrem Geliebten und schickt mein Geld in die Türkei zu ihren Brüdern. Mir bleibt nichts übrig! Ich habe sie zu einer ehrhaften Frau gemacht, nur durch mich ist sie etwas geworden. Meine Frau ist eine miese Schlampe! Wie kann sie mir das antun? Insalah o Ölur.«

Gott soll mir helfen, dass sie stirbt.

»Ja, du hast ja so recht, Faruk.«

»Stell sie zur Rede.«

»Die Frau muss bestraft werden.«

»Wenn das meine Frau wäre, würde ich es ihr zeigen. Ja, Faruk, mach sie fertig!«

Fatmas Familie und Tufan stachelten Faruk immer mehr an. Es schien ihnen richtig Spaß zu machen. Mein Vater war voller Hass, Eifersucht und Wut, was meiner Mutter und meiner Schwester unbegreiflich war. Gülbebek erzählte mir Jahre später, dass sie schockiert gewesen war, so etwas von ihrem eigenen Vater zu hören. Entsetzt hörten sie zu, wie sie im Wohnzimmer Pläne schmiedeten, meine Mutter bloßzustellen. Wie auf der Flucht eilten beide nach Hause.

»Liebes, Gülbebek, hör mir zu. Das musst du unbedingt für dich behalten. Du darfst das niemanden erzählen.« Meine Schwester weinte und wurde von Sarigül schnell wieder glücklich gemacht, indem sie sie kitzelte. Welch große Sorgen meine Mutter damals hatte, kann ich mir erst heute vorstellen. »Alles gut, jetzt müssen wir aber zu deinem Bruder Sharif. Ich hoffe, er weint nicht.«

Als meine Mutter ins Schlafzimmer kam und sich an mein Bettchen stellte, schaute ich sie überglücklich glucksend an. Sie freute sich, mich in die Arme zu nehmen, und wischte die Tränen aus ihrem Gesicht. Für uns blieb sie stark und schenkte uns ihre Liebe.

Ich kann mich an ein paar Dinge aus meinen ersten Lebensjahren erinnern. Ich weiß noch, dass die ganze Familie aus dem Häuschen war, als ich zum ersten Mal aus eigener Kraft aufstehen konnte. Ich war noch ein Baby. Schnell wurde die Sofortbildkamera gezückt, um den Moment festzuhalten. Ich denke, ich kann mich so gut in diesen Augenblick zurückversetzen, weil meine Mutter und meine Schwester so oft davon erzählt und mir dabei die Fotografie unter die Nase gehalten haben. Es kommt mir vor, als wäre es erst gestern passiert. Ich erinnere mich gut daran, dass mein Vater und meine Mutter mich vom Kindergarten abholten. Sie erzählten mir, dass ich eine Erzieherin gebissen hatte, weil sie mir Milchreis geben wollte. Bäh, igitt! Ich vertrage keinen Milchreis. Und ich erinnere mich zu genau an die schreckliche Medusa mit dem Schlangenkopf, die mich als Achtjährigen untertauchte, und ich schreiend das salzige Wasser des Mittelmeeres schluckte. Damals haben wir unsere Ferien bei Bekannten in Istanbul verbracht. Sie waren Fischer und wir nutzten jede Gelegenheit, um mit dem Fischerboot zum Schwimmen rauszufahren. Medusa war in diesem Fall niemand anderes als meine liebe Mutter. Hinterhältig nutzte sie jede Möglichkeit, mich unter Wasser zu tauchen, obwohl ich kreischend darum bat, mich zu verschonen. Das salzige Wasser brannte in meiner Kehle. Eine türkische Volksweisheit besagt: Wer seinen Kopf nicht unters Wasser taucht, kriegt einen Schlaganfall. Ein Aberglaube, der bewirkte, dass meine Mutter mich immer wieder herunterdrückte.

Sarigüls Anekdoten sind die Würze meines Lebens. Sie erzählte mir einmal, dass Faruk und ich als Vierjähriger in Maltepe spazieren gewesen waren. Wenn wir in der Türkei waren, ging mein Vater oft mit mir zum Spielplatz oder besuchte mit mir seine Bekannten, Freunde und Verwandten. Damit wollte er Sarigül Ruhe geben, um mit den anderen Frauen im Haus ordentlich sauberzumachen. Die Männer mussten raus, die Frauen blieben drin und putzten. Meine Mutter wusste nur zu genau, dass ich ganz versessen war auf neues Spielzeug. Aber sie schlug mir oft den Wunsch aus, vor allem wenn ich wie am Spieß nach dem ersehnten Spielzeug schrie. Wenn ich mich in einem ohrenbetäubenden Heulkrampf erging, schritt sie gemächlich weiter, bis ich ihr verzweifelt hinterherlief. Der wenig erfahrene Faruk ließ sich von mir leichter um den Finger wickeln. Und in Istanbul wollte er nicht mit einem schreienden Kind gesehen werden. Kaum hatten wir nach unserem Spaziergang das Haus betreten, schrie Faruk fuchsteufelswild:

»Nimm dieses Kind von mir! Das ist nicht normal! So was hab ich noch nie erlebt! Er ist ein wildgewordener Junge!«

Meine Mutter krümmte sich vor Lachen, als sie ihren Vierjährigen von seinem Eroberungsfeldzug auf sich zumarschieren sah: mit vier Spielzeugpistolen, einem Fußball und so vielen Spielzeugfiguren, die kaum in seine kleinen Hosentaschen passten. Sie drückte mich an sich und gab mir viele Küsse.

»Sharif, ich liebe dich.«

Das ist das, was sie mir erzählt hat.

Andere Erlebnisse in der Vergangenheit hinterließen tiefe Wunden. Den schlimmsten Moment meiner frühen Kindheit erlebte ich kurz vor meinem sechsten Lebensjahr. Meine Eltern stritten sich vor der Balkontür im ersten Stockwerk. Worüber sie sich stritten, weiß ich nicht mehr. Aber ich erinnere mich daran, wie meine Eltern sich gegenseitig Schimpfwörter an den Kopf warfen. Faruk baute sich vor Sarigül auf. Furchen gruben sich in seine Stirn und aus seinen kalten Augen stach ein irrer Blick hervor. Ich stellte mich vor meine Mutter, um sie zu schützen. Sein ganzer Körper strahlte Aggression aus. Mein Vater schlug einmal zu und ich flog durch den ganzen Raum. Ich prallte gegen die Wand und rutschte daran herunter. Weinend krümmte ich mich auf dem Boden.

»Faruk, was machst du da?! Das ist dein Sohn!« Meine Mutter kniete sich neben mich.

»Du hörst mir zu, du bist meine Frau.«

»Sieh dir deinen Sohn an, er heult. Hau ab, Faruk! Verschwinde aus der Wohnung!«

Familienstreit gehörte nun zu unserem Alltag. Nicht nur in Hamburg, auch in Istanbul, auf Hochzeiten, bei

Verwandten, auf der Straße und in der Wohnung beim Fernsehen, ständig gab es neue Sticheleien. Jeder Mensch verträgt nur ein gewisses Maß an Missgunst. Irgendwann fängt er an, sich zu wehren. Sarigül wehrte sich gegen Faruk und stellte sich seinem irren Blick.

Im Jahr 1985 besuchte ich die Vorschule der Chemnitzer Grundschule in Hamburg. Vage kann ich mich daran erinnern, dass mein Vater satte hundert Deutsche Mark bezahlte, um mich an der Schule anzumelden. Warum ihm das so wichtig war? Werde ich nie verstehen, aber er gab das Geld dem Schulleiter und der Grundschullehrerin jeweils in bar. Er kannte die deutschen Gepflogenheiten nicht und verschenkte bei jeder Einschulung eines seiner Kinder Geld.

In der Vorschule haben wir gemalt und gebastelt, wir haben Spiele gespielt und Ausflüge in die näheren Parks unternommen. Ich merkte schon damals, dass ich anders war, ich wusste nur noch nicht genau, wieso. Und ich war häufig verwirrt, weil mir die Deutschkenntnisse fehlten. In der ersten Klasse fiel mir dann etwas Komisches auf. Zu meiner Klasse zählten nur drei deutsche Kinder. Achtzehn Kinder kamen aus dem Ausland. Sie waren überwiegend türkischer Herkunft, andere italienischer oder spanischer. Ein paar Kinder erzählten von ihrer Heimat Tunesien oder Marokko, mir völlig unbekannte Orte.

Die Schulzeit brachte große Probleme mit sich. Ich konnte es nicht ausstehen, wenn jemand oder ich geärgert wurde. Dann wurde ich wütend und fing mit einer Rauferei an. Ich war ein sehr wildes und eigenwilliges Kind. Ich denke, dass die Umstände in meiner Familie dazu führten, dass mir Fairness und Gerechtigkeit wichtig waren. Aber es gab auch schöne Momente, zum Beispiel wenn wir Ausflüge unternahmen oder in der Hofpause spielten. Hausaufgaben machte ich nicht. Ich konnte es nicht ausstehen. Sobald ich zu Hause war, bestimmte Fernsehen mein Leben. Selbst nachdem die Klassenlehrerin deswegen bei uns zu Besuch gewesen war, brachte meine Mutter es nicht übers Herz, mir den Fernseher auszuschalten. Ich machte es ihr auch schwer. Jedes Mal schrie ich, sobald meine geliebte Flimmerkiste schwarz wurde.

Immer wieder lese ich, dass Kinder, die zu viel fernsehen, anfälliger sind für Lernschwierigkeiten, Sprachdefizite, Verhaltensauffälligkeiten und Schlafstörungen. Aber mal ganz ehrlich: Bei einer Familie, in der Streitereien auf der Tagesordnung stehen, hat man den Schaden sowieso. Und den einzigen Frieden fand ich damals in der Fantasiewelt meiner Flimmerkiste.

In den Sommerferien nach der zweiten Klasse plante meine Familie einen Urlaub in der Türkei. Wir wollten mit Bekannten und Verwandten von Hamburg nach Istanbul fahren, die Rückreise sollte mit dem Flugzeug erfolgen. Mein Vater hatte kein Auto, ein Lkw hatte unseren alten Mercedes demoliert. Doch in den anderen Autos fand sich noch Platz für uns, es waren insgesamt acht Familien, mit denen wir in die Türkei fuhren. Ich fuhr mit meinem Vater und zwei anderen Vätern in einem schönen schwarzblauen BMW durch Deutschland, Österreich, Jugoslawien und Bulgarien. Meine Erinnerungen können getrübt sein, aber sie schenken mir Bilder malerischer Gegenden. Berge, Seen, Wälder, Sommerregen und Sonnenschein. Wir fuhren die Nacht durch mit Blick in den klaren Sternenhimmel, dann kamen der farbintensive Sonnenaufgang, ruhige Raststätten, überfüllte Tankstellen. In Istanbul angekommen, übernachteten wir mit zwanzig Personen in einer Vierzimmerwohnung, in Adana schliefen wir in einem palastähnlichen Haus und in Antalya in einer wahren Luxusherberge. In Adana sind wir zum Badestrand von Yumurtalik gefahren, der Name wird mir immer im Kopf bleiben. Welcher Strand heißt schon »Eierstöcke«?

Eigentlich war der Urlaub wunderschön, aber was meine Schwester, meine Mutter und ich nicht mitbekamen, war, dass mein Vater bei den Familien und Bekannten schlecht über Sarigül redete. Sobald er mit ihnen allein war, erzählte er, meine Mutter sei ohne ihn ein Haufen Müll und Prostitution sei ihr Hauptwerk. Auch Fatmas Familie reiste mit uns und bestärkte die Gerüchte, die mein Vater verbreitete. Sie gab pikante Details in den Tee. Die Zutaten waren einfach, aber wirkungsvoll. Bald waren fast alle davon überzeugt, dass Sarigül einen Geliebten hätte. Es handelte sich bald nicht mehr um Gerüchte, sondern um Tatsachen. Beweise waren nicht erforderlich. Mein Vater redete sich wieder in seinen Rachewahn.

»Ich werde betrogen und verraten von meiner eigenen Frau!«

Aber es gab Familien, die voll zu meiner Mutter hielten, sodass mein Vater es nicht wagte, seine Vorwürfe laut vor allen Mitreisenden zu äußern.

Von Antalya fuhren wir wieder nach Istanbul, wo wir die restlichen vier Wochen unseres Urlaubs in unserem Haus verbrachten. Mein Vater war abgeschottet von den anderen und besuchte oft seine Familie und die große Familie meiner Mutter mit den vielen Onkel und Tanten. Tufan und Fatma waren in Antalya geblieben. Faruk beruhigte sich etwas und zeigte sich außergewöhnlich ausgeglichen. Es kam mir bald so vor, als wären wir eine richtige Familie. Wir gingen schön essen, besuchten ausgelassene Familienfeiern – und ich sah meinen Vater wieder lächeln. Meine Mutter entspannte sich und meine Schwester blühte auf. Es war so, wie ich es mir immer gewünscht hatte. Wir sind also doch eine ganz normale Familie, dachte ich.

Zurück in Hamburg erhielten wir seltsame Anrufe, Dutzende pro Tag. Wann immer meine Mutter oder meine Schwester ans Telefon gingen, wurde ihnen laut entgegengeschrien:

»Hure!«

»Gehst du wieder anschaffen?!«

»Schlampe!«

Die Anrufer legten schnell wieder auf, es war Terror.

»Betrügerin!«

»Na los, biete deine Muschi auf der Straße an!«

Am Wochenende klingelte das Telefon fast ununterbrochen. Fast jede Minute kam ein Anruf. Bald reagierten Sarigül und Gülbebek nicht mehr auf das schrille Klingeln.

Später erfuhr meine Mutter, dass Faruk und seine Verbündeten hinter den Anrufen steckten. Mein Vater war überzeugt davon, dass seine Frau fremdging und mit anderen Männern Sex hatte. Es spielte keine Rolle, was meine Mutter sagte oder tat, mein Vater glaubte ihr kein Wort. Seine Freunde und Fatmas Familie bestätigten ihn darin, dass Sarigül die Saat des Bösen war, die Teufelin, die Hure. Verwandte und Bekannte, bei denen Faruk nicht schlecht über Sarigül reden konnte, vermied er mehr und mehr. Aber jedes Mal, wenn er einen zu viel getrunken hatte, konnte er sich nicht zurückhalten. Getrieben von seiner rasenden Eifersucht geiferte er über meine Mutter.

Mein Vater hatte einen schlimmen Kumpel, seinen Namen habe ich vergessen, aber er war noch grausamer als Faruk.

Er schlug seine Frau vor allen anderen. Keiner der Erwachsenen stand auf und unternahm etwas gegen ihn, niemand half ihr. Seine Kinder hatten es schwer. Sein Sohn landete auf dem Männerstrich, obwohl er hetero war. Wie schlimm muss es sein, sich selbst zu leugnen und etwas zu tun, wozu man sich zwingen muss? Ich weiß nicht, ob er wegen der Drogen auf den Strich gegangen ist oder ob er Drogen genommen hat, um das alles zu ertragen. Ich habe einmal gesehen, wie er auf der Reeperbahn vor der Polizei weggelaufen ist. Seine Schwester Sertab habe ich sehr geschätzt. Sie litt an starken Depressionen und entwickelte am Ende eine Schizophrenie. Sie erzählte mir ab und zu von einem Mann, den sie sehr liebte, der jedoch ihre Liebe nicht erwiderte. Ich habe mich immer gefragt, ob diese tiefe Sehnsucht ihre Krankheit ausgelöst hat.

Die Streitereien in unserer Familie nahmen zu und endeten immer häufiger mit Schlägen, oft musste die Polizei gerufen werden. Ich witterte die Aggressionen schon, bevor sie ausbrachen. Bestimmte Betonungen der Worte, ein schwaches Zittern in der Stimme, ein Zucken im Gesicht, schon ein Hauch genügte und ich wusste, dass in den nächsten Sekunden alles eskalieren würde.

Dann setzten wieder ruhige Zeiten ein. Es gab Momente, in denen ich das Gefühl hatte, es geht voran, die Familie versteht sich wieder. So verging ein Jahr voller Probleme und Sorgen. Sie trugen alle ihre eigenen Kämpfe aus und auf mich, auf meine Noten, die sich immer weiter verschlechterten, achtete keiner in meiner Familie.

Ich werde nie das Ende der dritten Klasse vergessen, als mir meine Lehrerin Frau Pöhtze ein Mangelhaft in deutscher Grammatik, ein Ungenügend in Mathematik und ein Ungenügend in Erdkunde gab. Mir kamen Tränen der Verzweiflung. Die Versetzung in die vierte Klasse war somit ausgeschlossen. Meine Mutter versuchte, mit den Lehrern und mit der Schulleitung zu reden, aber die sture Antwort auf ihre Bemühungen lautete:

»Er kann das alles nicht.«

Meine Mutter gab auf, auch wegen fehlender Sprachkenntnisse. Aber mit erhobenem Kopf und stolzer Stimme sagte sie zum Schulleiter Herrn Wisser und Frau Pöhtze:

»Sie lassen meinen Sohn extra sitzen, Gott wird Ihnen das nicht verzeihen. Sie sind eine Schande als Lehrerin! Und Sie sind ein schlimmer Schulleiter. Arschloch!«

Frau Diemrich, die meine neue Lehrerin in der dritten Klasse werden sollte, versuchte noch zu klären, ob es nicht doch eine Möglichkeit gäbe, mich in die vierte Klasse zu versetzen, aber Herr Wisser sprach ein Machtwort:

»So ist das, und daran wird jetzt nichts geändert.«

Neben den Problemen zu Hause musste ich mit der Schande fertigwerden, dass ich sitzengeblieben war. Sitzenbleiben ist eine seelische Grausamkeit, ein Kind wird damit meistens alleingelassen und muss sich durchkämpfen. Ich weiß noch heute, dass es sich anfühlte, als hätte ein Messer mein Herz durchstochen.

Der erste Schultag in der neuen Klasse war grausig. Ich kam in diese feste Clique von Schülern, die mich unverhohlen anglotzten. Zu meinem Unwohlsein trug noch bei, dass ein Junge eine Klasse überspringen durfte, seine Noten waren *zu* gut. Ich war der Außenseiter der Klasse, ich wusste nicht, wohin mit mir. Ich konnte es nicht ertragen, wenn die anderen Kinder mich anstarrten. Ein Junge schaute mich minutenlang an.

»Schau mich nicht so an oder ich zähle bis drei«, sagte ich.

Der Blick blieb an mir haften und ich zählte bis drei. Und schon hatte ich in den ersten Minuten in meiner neuen Klasse eine Keilerei. Die erste Unterrichtsstunde ging an mir vorbei, ich interessierte mich nicht dafür, was die Lehrerin erzählte. Vage bekam ich mit, dass Anfang der folgenden Woche eine Klassenfahrt nach Wittenberge anstand. Ich hatte die Fahrt bereits im letzten Jahr mit meiner alten Klasse gemacht. Frau Diemrich dachte, es wäre eine gute Möglichkeit, um mich in die Klasse zu integrieren. Ich wollte auf keinen Fall mit, aber meine Eltern zwangen mich dazu. Mein Vater zerrte mich regelrecht bis vor den Bus. Es war schrecklich. Ich schrie und schrie.

»ICH WILL NICHT MIT!«

Während die anderen sich freuten, bemühte ich mich darum, die Fassung zu bewahren. Für Kinder, die etwas Schlimmes durchleben, gibt es keine spezielle Fürsorge. Frau Diemrich kannte weder meine Familienumstände noch mich als Kind, sie wusste eigentlich gar nichts über mich. Ihre einzige Information, die sie erhalten hatte, lautete, dass ich sehr schwierig sei. Auf der Klassenfahrt saß ich meistens auf der Bank, während die anderen Kinder im Becken schwammen, beim Spazierengehen redete ich nicht mit den anderen Kindern, nicht mit den Lehrern. Bei Spielrunden weigerte ich mich, mitzumachen. Ich war einfach unglücklich. Frau Diemrich hatte es nicht leicht mit meiner aufbrausenden Art, ich konnte meine Wut nicht zügeln.

Jahre später war der Kontakt zu Frau Diemrich nicht abgebrochen. In einem vertraulichen Gespräch sagte sie zu mir:

»Sharif, ich möchte mich bei dir zutiefst entschuldigen, ich dachte, diese Ausflüge würden den Zusammenhalt in der Klasse fördern. Aber ich muss einsehen, ich habe falsch gehandelt. Es ist falsch, ein Kind gegen seinen Willen auf eine Klassenfahrt mitzunehmen.«

Nach einer Weile in der dritten Klasse hatten die Lehrer eine neue Idee. Meine Eltern verstanden nichts davon und konnten einfach nur zustimmen. Die Lehrer werden schon wissen, was richtig ist, sagten sie mir. Frau Diemrich hatte einen Termin bei einer Beratungsstelle organisiert, bei der meinen Eltern erklärt wurde, wie man meine Aggressionen unter Kontrolle bringen konnte. Es wurde vereinbart, dass ich wöchentlich eine Stunde mit Frau Kaiser verbringen sollte. In dieser Zeit konnte ich entscheiden, was ich zusammen mit Frau Kaiser machen wollte. Wir kochten zusammen. Zum ersten Mal habe ich selber Nudeln gekocht und Waffeln in einer speziellen Pfanne gebraten und anschließend eine dicke Schicht Puderzucker darauf gestreut. Ich durfte zusammen mit Frau Kaiser ein Feuer in einem Sandkasten machen. In einem Raum mit Gummiwänden durfte ich gegen die Wände hauen, ohne dass ich mich verletzte. Frau Kaiser und ich zogen uns riesige Stoffhandschuhe an und boxten miteinander. Manchmal wollte ich einfach nur Gesellschaftsspiele mit ihr spielen. Alles war in Ordnung. Natürlich redeten wir auch miteinander. Über die Dinge zu Hause, in der Schule oder über Themen, die ich aus dem Fernsehen kannte.

Während ich über diese Zeit schreibe, merke ich, wie sehr es mich schmerzt, mich mit meinen Erinnerungen auseinanderzusetzen. Ich reiße meine schlecht verheilten Wunden auf, ich muss etwas verarbeiten, um mir zu helfen. Ich bin unendlich traurig.

Monate später kam ich mit meinen Klassenkameraden

zurecht. An manchen Tagen lachten und spielten wir miteinander. Bald fand ich, dass wir eine tolle Gruppe waren. Vor allem im Sport- und Musikunterricht entwickelten wir eine gute Teamdynamik. Ich entdeckte, dass ich eine musikalische Ader hatte und kreativ war. Frau Diemrich, die uns auch in Musik unterrichtete, erkannte das Potenzial der Klasse und förderte uns, sodass wir bei kleinen Schulauftritten glänzten. Ich ging in der Musik richtig auf. Noten lesen konnte ich zwar nicht, aber ich konnte mir die Melodie gut merken und auf dem Keyboard im Klassenzimmer nachspielen. Noch heute fühle ich mich gern in die Musik hinein und verschmelze mit ihr. Dabei kann ich mich richtig glücklich fühlen.

Doch wie ich bereits früh lernen musste, ist Glück nur sehr begrenzt haltbar. Frau Diemrich erkrankte an einer hartnäckigen Lungenentzündung und durfte vier Wochen lang nicht arbeiten. In dieser Zeit stritten meine Eltern zu Hause grausam miteinander und ich fiel in der Schule mit meinem schlechten Verhalten auf. So kam es, dass Herr Wisser auf die glorreiche Idee kam, mich bei einer Sonderschule anzumelden.

»Nur für eine Woche. Er soll es einfach mal mit der neuen Schule ausprobieren.«

Er redete meinen Eltern die Sonderschule schmackhaft. Dabei verschwieg er, dass die Kinder kaum unterrichtet, sondern eher betreut wurden. Die Lehrer der Sonderschule wunderten sich, weshalb ich die Schule besuchte, da ich ein sehr gutes Verständnis aufzeigte. Als Frau Diemrich zurückkam, fragte sie sofort:

»Wo ist Sharif?«

»Er ist in der Sonderschule in der Rothen-Straße.«

»Was? Ich bin fassungslos!«

Frau Diemrich kämpfte um mich. Mir war nicht klar,

dass meine Zukunft auf dem Spiel stand. Ich fühlte mich als Spielball der Erwachsenen, der wieder einmal in eine andere Ecke geworfen worden war. Doch Frau Diemrich gab mich nicht auf. Obwohl ich schwierig war und eine Herausforderung für sie darstellte, gab sie mir immer wieder eine neue Chance. Bei der Lehrerversammlung mit der Leitung der Schulbehörde mussten die Lehrer darüber abstimmen, ob ich die Grundschule oder die Sonderschule besuchen sollte. Frau Diemrich hatte vor der Versammlung im Kollegium um mich gekämpft und sogar Herrn Wissers Verbündeten, Herrn Rischt, dazu gebracht, gegen die Sonderschule zu stimmen.

Manchmal braucht man im Leben eine Person, die im richtigen Moment für einen da ist. Ich bin ihr dankbar. Ich durfte wieder zurück.

Ich wollte unbedingt zur Klasse gehören, aber die Jungs spielten Katz und Maus mit mir. Sie zwangen mich zu Aufnahmeritualen. Ich sollte um den Spielplatz rennen, bis sie Stopp riefen. Dann warfen sie mich auf den Boden und beschmissen mich mit Sand. Ich war zu blöd, um zu erkennen, dass ich von Anfang an keine Chance hatte. Denn ich war der merkwürdige Türke mit Vorfahren aus dem Iran.

Die Grundschulzeit verstrich. Ich selbst wollte so gerne aufs Gymnasium wie die anderen besseren Schulkinder, aber Frau Diemrich empfahl meiner Mutter, ich sollte in die Beobachtungsstufe der Theodor-Haubach-Schule, wo man die Haupt- oder Realschule besuchen konnte.

»Ich habe das schon häufig erlebt. Die Kinder schaffen es nicht und müssen dann zurück zur Haupt- und Realschule. Und dann sind sie demotiviert.«

Meine Eltern folgten ihrer Empfehlung.

Die fünfte Klasse fing harmlos an, aber schnell bildeten sich erste Risse. Viele meiner alten Klassenkameraden waren ebenfalls an die Theodor-Haubach-Schule gewechselt. Wir waren nun die Neuen. Die Kinder, die schon die Grundschule besucht hatten, kannten sich und hatten ältere Geschwister oder Freunde in den höheren Klassen. Um mir ihre Überlegenheit zu demonstrieren, bedrohten sie mich:

»Wir werden eine Schlägerei haben, nach der Schule.«

Ich verstand das alles nicht. Ein Schüler aus der neunten Klasse, der einen Kopf größer war als ich, drohte mir mit einer Schlägerei. Mir war klar, dass ich gegen diesen Typen keine Chance hatte. Ich wollte mit niemandem Streit haben, wollte niemanden provozieren, wollte keine Probleme.

Ich wollte einfach nur nach Hause, aber sie rannten mir hinterher und fingen an, mich zu schubsen. Ich bekam Angst und lief schnell zu unserer Wohnung, die nur zehn Minuten von der Schule entfernt war. Ein großer Fehler, wie ich am nächsten Tag erfahren sollte. Der Klassenlehrer Herr Reichenhalt wunderte sich über mein Fehlen, er fragte die Klasse:

»Wo ist Sharif?«

Nadine, die mir immer gern eins reinwürgte, antwortete:

»Der versteckt sich bestimmt wieder in der Mädchentoilette. Das hat der schon in der Grundschule gemacht.«

Das löste Gelächter in der Klasse aus. Der Imageschaden war immens. Ab sofort nannte man mich den Angsthasen, der sich auf der Mädchentoilette versteckt.

Die Schlägerei holten sie auf dem Schulhof nach. Ein älterer Junge schlug einfach zu und drückte mich auf den Boden. Er boxte in meinen Bauch und auf meinen Kopf. Als er mit mir fertig war, hatte ich ein blaues Auge und blaurote Flecken im Gesicht und auf meinen Armen. Ich ging zu meiner Lehrerin, die mich argwöhnisch musterte.

»Ich kann Ihnen genau sagen, wer es war.«

»Ach, stell dich nicht so an.«

»Warum helfen Sie mir nicht?«

»Stell dich nicht so an, Sharif. Sei kein Schwächling. Du musst dich ändern.«

Ich frage mich manchmal noch heute, weshalb solche Menschen ohne Empathie Lehrer geworden sind.

Mit der Zeit vergaßen meine Mitschüler die Geschichte von der Mädchentoilette und der Prügelei, aber so wirklich kam ich in der Klasse nie an.

Die zweite Situation, die die Distanz zu meinen Mitschülern förderte, war, als ich den Wunsch äußerte, für einen Tag lang ein Mädchen oder eine Frau zu sein. Einfach nur, um zu wissen, wie das Leben als Mädchen ist. Ich machte den Fehler und erzählte das Jaina und Nadine aus meiner Klasse, die in der ganzen Schule verbreiteten:

»Sharif will eine Frau werden.«

Sie schnappten mich wieder und verpassten mir ein blaues Auge und Tritte in mein Gemächt. Sie malten Bilder von mir und schrieben Texte darunter. Die Bilder flatterten in der Schule herum, wurden an die Wände in der Toilette gehängt oder mir zugesteckt. Im Flur und im Klassenzimmer kicherten die anderen über mich und riefen:

»Tunte!«

»Schwuli!«

»Na, wie viel kostest du heute?!«

Es war der Horror. Ich flehte meine Mutter an, die Schule wechseln zu dürfen, aber die Klassenlehrer rieten davon ab.

»Ihrem Kind wird es woanders nicht besser ergehen. Er muss hier weiter zur Schule gehen, das legt sich mit der Zeit.«

Ich war verzweifelt. Meine Mitschüler rannten mir nach der Schule hinterher. Wenn ich es unbeschadet in die Wohnung geschafft hatte, klingelten sie Sturm. Sie traten und sprangen gegen unsere Wohnungstür. Jeden Tag kamen Briefe zu mir nach Hause.

»Sharif ist Scheiße! Wer das auch findet, soll unterschreiben.«

Zusätzlich lieferten sich Faruk und Sarigül am Abend Feuergefechte mit Fluchwörtern, jedes Schimpfwort kam wie aus der Pistole geschossen.

In dieser Zeit der Hoffnungslosigkeit und Verzweiflung keimten zum ersten Mal Selbstmordgedanken in mir auf. Was hat das Leben für einen Sinn, wenn es von morgens bis abends nur Scheiße gibt? Warum soll ich leben, wenn es doch nichts Schönes für mich gibt?

Das sind doch nur Kinder, das ist doch normal, das kennt doch jeder, dass man sich mit seinen Mitschülern mal nicht versteht. Oder es mal 'ne Schlägerei in der Klasse gibt. Ich wurde auch mal Blödmann und Arschloch genannt, ist doch voll normal, kein Grund, das so aufzubauschen.

Ach ja? Fick dich! Und deine Scheißfresse sollst du halten.

Kein Mensch, der das nicht erlebt hat, kann sich vorstellen, wie das ist, das Mobbingopfer der Klasse zu sein.

Am Ende der sechsten Klasse klingelte es an der Tür. Es waren drei Jungs aus meiner Klasse, sie taten so, als wollten sie nur mit mir plaudern.

»Hallo Sharif, wir wollten mit dir reden.«

»Was gibt es?«

»Sharif, warum bist du so schwul? Und warum benimmst du dich so tuntig?«

»Komm, lutsch meinen Schwanz!«

»Zeig uns deine Muschi!«

»Knie dich nieder!«

Ich antwortete: »Ich bin gleich wieder da.«

Ich schloss die Tür, ging in die Küche und nahm das große Brotmesser. Ich riss die Tür wieder auf und drohte, sie umzubringen, wenn sie nicht sofort verschwinden würden. Ich war einfach am Ende. Den Mord hätte ich in Kauf genommen. Die Jungs stürzten die Treppe hinunter und riefen, bevor sie aus dem Haus stürmten:

»Wir verpetzen dich!«

Am nächsten Tag kam es zum offenen Gespräch in meiner Klasse, angeleitet von meinem Klassenlehrer Herrn Reichenhalt und meiner zweiten Klassenlehrerin Frau Stiehlweg. Sie hätten bisher angeblich nichts von irgendwelchen Problemen in der Klasse gewusst oder mitbekommen. Ich kann mir nicht vorstellen, dass Lehrer so verblendet sein können. Zwei meiner Rucksäcke waren mit Scheren zerschnitten worden, auf meinem Schulkoffer, den mir meine Eltern daraufhin gekauft hatten, waren die Jungs herumgesprungen, bis er zerbrochen war. Sobald ich mich nach so einem Vorfall an Herrn Reichenhalt gewandt hatte, hatte ich zu hören bekommen:

»Sharif, du musst sie ignorieren, dann werden sie schon aufhören.«

Frau Stiehlweg verteidigte die Jungs, sie wären so toll auf mich eingegangen und hätten das Gespräch mit mir gesucht.

»Ist das Ihr Ernst? Die haben mich beleidigt und wollten sexuelle Handlungen von mir!«

Sie versetzte mir den Todesstoß, indem sie erwiderte:

»Das haben die doch im Scherz gesagt. Du musst dich ändern, Sharif!«

Das Aufwachen wurde zur Qual. Ich fühlte mich leer und hilflos. Ich gab auf, ich fühlte mich wie ein Nichts, wertlos für die Gesellschaft, für die Schule, für meine Familie. Ich wollte einfach tot sein, von dieser Welt verschwinden und betete zu Gott, dass dieses schreckliche Gefühl bald ein Ende haben möge.

Meine Eltern hatten die Wohnung aufgeteilt, sie lebten und schliefen in getrennten Zimmern. Meine Mutter schlief im Kinderzimmer, mein Vater im Wohnzimmer. Gülbebek und ich teilten uns das große Ehebett im Schlafzimmer.

Mit zwölf Jahren, Anfang der Sommerferien, erlebte ich einen Albtraum. An einem frühen Samstagabend, zwei Wochen vor unserer Istanbulreise, schauten Gülbebek und ich »Rocky« im Fernsehen, keine Ahnung, zum wievielten Mal. Unsere Mutter nahm ein Bad, um sich zu entspannen. Als ich in die Küche ging, um uns etwas zu trinken zu holen, sah ich meinen Vater, der vor der Badezimmertür stand. Als er mich bemerkte, schaute er mich an, als hätte ich ihn bei etwas erwischt. Er verzog sein Gesicht zu einem Grinsen und sprach in einer unheimlichen Singsangstimme mit mir. Meine sensiblen Antennen reagierten und mein inneres Warnsystem schlug Alarm. Ich senkte den Blick und ging zurück zu meiner Schwester.

»Du, Gülbebek, da passiert gleich etwas, Baba wartet vor der Badezimmertür.«

Kaum hatte ich die Worte ausgesprochen, flog die Badezimmertür auf und mein Vater schrie:

»SAG, DASS ICH DEIN EHEMANN BIN!«

Meine Schwester und ich fuhren hoch und rannten zum Bad. Der Alte fuchtelte mit dem einundzwanzig Zentimeter langen Brotmesser vor dem Körper meiner Mutter herum.

Das war nicht mehr mein Vater. Das war der Ekel. Faruk brüllte mit zitternder Stimme:

»Du bist meine Frau! Du musst mich lieben! Du gehörst mir, sag, dass ich dein Mann bin, schlaf mit mir. Gibt es jemanden, der etwas gegen mich sagt?! Na? Trau dich! Trau dich, etwas gegen mich zu sagen. Ich bin der stärkere Mann.«

Sarigül sah uns für einen Moment verzweifelt an, dann sagte sie mit fester Stimme:

»Faruk, hör auf, das ist nicht lustig. Bei Gott, hör auf! Wenn du an Gott glaubst, weißt du, dass das, was du da tust, falsch ist.«

Meine Schwester berührte die Schulter meines Vaters.

»Baba, hör auf. Bitte, Baba, leg bitte das Messer weg. Ich flehe dich bei Gott an.«

Der Körper meines Vaters entspannte sich kurz, so, als würde er zur Besinnung kommen. Er atmete tief ein, stieß meine Schwester zur Seite und sah mich an. Diesen Blick werde ich niemals vergessen. Die Ruhe vor dem Sturm. Er drehte sich zu Sarigül um und stach zu.

Meine Erinnerungen an das, was danach passierte, sind verschwommen. Ich weiß noch, dass ich auf den Balkon rannte und schrie, bis der Gedanke, dass meine Mutter sterben würde, mir die Kehle zuschnürte. Ich war starr vor Angst, mein Verstand setzte aus, ich war nicht mehr Sharif. Nur mit Socken an den Füßen rannte ich zum

Nachbarhaus, klingelte wie ein Wahnsinniger und schrie nach Hilfe. Ich trommelte mit meinen Fäusten gegen die Haustür. Trat mit den Füßen dagegen. Der Golden Retriever der Nachbarn bellte laut, da das arme Tier den Lärm nicht verstand. Endlich hörte ich Schritte im Haus, jemand rannte die Treppe herunter. Zum Glück öffnete Gunnar, ein befreundeter Nachbar, die Tür.

»Sharif, was fällt dir ein?«

Ich umklammerte Gunnar und schrie:

»Er bringt sie um! Er bringt sie um! Er bringt sie uuu…«

Da wich die Wut aus seinem Gesicht, Gunnar drückte mich zurück und strich mir übers Haar. Er versuchte, mich zu beruhigen. Verzweifelt fing ich an, ihm von Faruk, dem Messer und meiner Mutter zu erzählen, doch ich bekam kaum Luft. Tiefe Schluchzer erschütterten meinen Körper. Ich konnte nicht aufhören zu zittern. Gunnars Frau Susanne kam mit ihrer Tochter um die Ecke. Als sie mich sah, stellte sie ihre Einkaufstüten ab und kniete sich neben mich. Sie wischte mir die Tränen aus dem Gesicht und sagte:

»Hey, Sharif, alles ist gut. Erzähl mir, was passiert ist.«

Ich lehnte mich gegen Susanne und erzählte nun ruhiger, was passiert war.

Gunnar ging mit mir zurück zu unserer Wohnung. Seine Hand lag auf meiner Schulter. Sanft schob er mich die Treppe hinauf. Ich hatte solche Angst zurückzugehen.

Meine Mutter lebte. Faruk hatte beim Zustechen nicht Sarigül, sondern den dicken Frottee-Bademantel erwischt. Das Brotmesser hatte die Haut am Bauch meiner Mutter touchiert, es waren nur leichte Schürfwunden zu sehen. Ich umarmte sie ganz fest und sie drückte mich. Meine Mutter sprach leise mit Gunnar, dankte ihm und schickte ihn nach Hause.

Ich weiß noch, dass wir zur Polizei gingen. Meine Schwester sagte zu mir:

»Sharif, hör auf zu weinen. Mama hat schon genug Stress. Sie hat keine Kraft für dich.«

Gülbebek hatte auf Überlebensmodus ohne Gefühle geschaltet, sie wollte nur funktionieren und zeigte meinen Vater an. Sarigül, Gülbebek und ich wurden daraufhin im Polizeiwagen zu unserer Wohnung gefahren. Faruk hatte sich aus dem Staub gemacht. Wir standen mit zwei Polizisten im Flur und versuchten, den Tatvorgang zu erklären. Meine Mutter hatte die Badezimmertür von außen abgeschlossen, da das Messer in der Toilette gelegen hatte, aber mein Vater hatte es in der Zwischenzeit geschafft, die Tür zu öffnen, das Messer abzuspülen und zurück in den Küchenschrank zu legen. Als wäre nichts passiert.

Die Polizisten fragten meine Mutter, ob sie mit uns ins Frauenhaus wollte, aber Sarigül versicherte, dass wir bei Verwandten unterkommen konnten. Gülbebek packte schnell ein paar Sachen ein, während ich im Flur stand und mich nicht vom Fleck bewegen konnte.

Bei unseren Verwandten durften wir ein paar friedliche Tage verbringen. Ich war sogar froh, dass ich am Montag wieder in die Schule gehen konnte, auch wenn ich keinen Freund hatte, mit dem ich darüber reden konnte. Am Dienstag tauchte mein Vater auf dem Schulhof auf. Bei seinem Anblick erfassten mich Angst und Übelkeit.

»Sharif, mein Sohn, wie geht es dir? Wollte mal fragen, wie es euch geht.«

»Es geht gut.«

Er fragte, wo wir schliefen. Ich ballte die Hände zu Fäusten und senkte den Blick. Zum ersten Mal hasste ich ihn, ich hasste ihn bitterlich. Er versprach mir Geschenke und Geld, wenn ich ihm verriet, wo wir schliefen. Er drückte mir zwanzig Mark in die Hand, was für mich eine Menge Geld war. Ich nahm das Geld, aber ich schwieg. Seit dem Tag versuchte Faruk immer wieder, mich abzufangen und auszufragen.

»Sharif, unter keinen Umständen darfst du Papa sagen, wo wir leben«, sagten Gülbebek und Sarigül jeden Morgen, bevor ich zur Schule ging.

»Das weiß ich, aber Baba verfolgt mich.«

Er rief bei Freunden und Verwandten an, um uns zu finden. Zweimal schaffte er es sogar, in die Wohnung, in der wir lebten, einzudringen. Wir versteckten uns in unserem kleinen Zimmer und warteten ängstlich darauf, dass unsere Verwandten ihn wieder verabschiedeten. Nachdem sich die Wohnungstür geschlossen hatte, atmeten wir zitternd aus.

Meine Klassenkameraden bekamen mit, dass mein Vater mir auflauerte und ich mich vor ihm versteckte. Ich verstehe nicht, warum, aber seitdem verfolgten sie noch eifriger ihr Ziel, mich zu demütigen. Ich musste höllisch darauf aufpassen, dass die anderen nicht mitbekamen, dass mein Vater versuchte, mich zu bestechen. Sonst hätten sie mich noch schlimmer verprügelt, um an das Geld zu kommen.

Irgendwann fingen unsere Verwandten damit an, Sarigül zu raten, zurück zu Faruk zu gehen, er sei ja schließlich ihr Mann. Noch dazu sei er ja im Prinzip ein netter Mann und doch gar nicht so schlimm. In jeder Familie gebe es ja Probleme, die man aus der Welt schaffen könne. Wenn meine Schwester bei solchen Gesprächen dabei war, platzte ihr schnell der Kragen:

»Wenn er so ein netter Mensch ist, warum heiratet ihr ihn dann nicht?«

Schließlich wusste meine Mutter keinen anderen Ausweg, als mit uns wieder in unsere Wohnung zu gehen. Sie verdiente als Reinigungskraft nicht genug, um mit Gülbebek und mir in eine eigene Wohnung zu ziehen. Sarigül erklärte uns, dass wir jetzt einen Neuanfang starten würden. Aber unsere Familie war tief gespalten. Meine Schwester und ich hielten zu unserer Mutter, Tufan hielt natürlich fest zu unserem Vater. Nach ein paar Wochen und Monaten legte sich der Alltag über die Geschehnisse und das Leben in meiner Familie entspannte sich ein wenig. Wir hatten ab und zu sogar wieder ein bisschen Spaß miteinander, wir trafen gemeinsam Bekannte und luden Verwandte zu uns ein.

Der Schulanfang in der siebten Klasse gestaltete sich schwierig. Ich hatte das Gefühl, dass mein Klassenlehrer mich gern losgeworden wäre. Die siebte Klasse war neu gemischt worden. Die schlechteren Schüler waren in die Hauptschulklasse und einige wie ich in die Realschulklasse eingeordnet worden. Wenige hatten es doch noch ans Gymnasium geschafft. So saßen alte und neue Schüler mit mir im Klassenzimmer. Mein Ruf eilte mir voraus und sorgte dafür, dass ich auch in dieser neuen Konstellation »speziell« behandelt wurde. Die Kinder, die mich kannten, stachelten die neuen dazu an, mich zu meiden.

»Der ist nicht normal. Der ist schwul und will ein Mädchen sein.«

Ich bemerkte es mit zwölf Jahren. Es war spät und ich legte mich ins Bett. In dieser Nacht hatte ich den ersten richtig intensiven Traum. Er fühlte sich real an. Noch heute kann ich mich an Details erinnern. Ich liege in einem schönen hellen Zimmer, in einem schönen großen

Bett. Die Wände sind mintgrün gestrichen, hellblaue Vorhänge hängen am Fenster, durch das ich den wolkenverhangenen Himmel sehen kann. Eine Zunge und ein Mund liebkosen mich, Finger laufen zärtlich über meinen Körper, Gänsehaut prickelt auf meiner Haut. Hände greifen zärtlich meine Lenden und fahren fest über meine Arme und meinen Oberkörper. Blitzschläge im Gehirn. Hitze, die sich ausbreitet. Mein Körper bebt. Der andere Körper drückt sich an mich, mal sanft, dann wieder bestimmt. Meine Beine werden geöffnet, ich keuche, ich will mehr spüren, es soll nicht aufhören, das Verlangen in mir. Bitte weiter, bring mich ins Reich des Glücks. Ein Mund knabbert mein Ohr an, eine Zungenspitze befeuchtet es leicht. Strom, Energie. Der Körper erhebt sich, ich sehe in das Gesicht. Nur für mich ist es sichtbar.

Ich erwachte schweißgebadet. Um mich herum war es dunkel, ich war klitschnass. Ich war so verwirrt. Tief in meinem Inneren spielte sich das Schönste, was ich bisher erlebt hatte, noch einmal ab. Ich versuchte, mich zurück in den Traum fallen zu lassen. Ich wollte zurück zu der Person. Ich kannte diese blauen Augen, zweiundzwanzig Jahre alt, eins achtzig groß, blonde kurze Haare. So freundlich, so verständnisvoll. Christopher.

In den folgenden Nächten träumte ich wieder von ihm. Die Abläufe und die Bewegungen festigten sich, und immer deutlicher sah ich Christophers Lächeln. Ich denke, deshalb folgte ich seinem Glauben.

Faruk, das Familienoberhaupt, sprach Gebete gegen uns, pikant gewürzt mit Flüchen. Ich kann mich gut daran erinnern, wie mein gealterter Vater auf dem Sofa saß und sich mit Gebetsbüchern befasste. Er murmelte etwas Unverständliches vor sich hin, aus dem Gemurmel wurde

Geflüster, aus dem Geflüster leises Sprechen, aus dem leisen Sprechen Sprechgesang. Irgendwann drang seine Stimme durch die ganze Wohnung. Seine Wut keimte auf und wuchs langsam, aber unaufhaltsam heran. Er meine es doch gut mit seiner Frau und seinen Kindern. Wie können sie es wagen, sich ihm entgegenzustellen? Wie könne Sarigül, seine eigene Frau, es wagen, ihm nicht zu gehorchen? Wie könne seine Ehefrau die Kinder gegen ihn hetzen? Sie mit falschen Informationen füttern und sich mit ihnen gegen den eigenen Vater verbünden?

Manchmal vergingen zwei Stunden, bis seine Wut ihren Höhepunkt erreichte und er uns hasserfüllte Bestrafungen Allachs[5] an den Hals wünschte.

»Möge Allach euch aus dem zehnten Stockwerk stürzen.«

»Möge Allach euch Blut spucken lassen.«

»Möge Allach mir helfen und das Flugzeug, in das sie sich setzen, abstürzen lassen.«

Möge dies und möge das, alles mit Gottes Hilfe. Nicht nur Faruks Worte belasteten mich, sondern auch diese hasserfüllte Stimme. Sein Gesicht war zusammengekniffen, die Zähne stachen in seine Unterlippe, seine Stirn und sein Kinn waren von Falten zerfurcht, die Sehnen an seinem Hals spannten sich an, nicht nur sein Körper war von Anspannung ergriffen, sondern das ganze Wohnzimmer, unser gesamtes Zuhause.

Versteh mich nicht falsch, die Familie ist ein zentraler Punkt in meinem Leben. Wäre mein Vater gut zu meiner Mutter und zu uns, seinen Kindern, gewesen, hätten

---

[5] Die korrekte Schreibweise ist »Allah«, aber ich nutze hier die Schreibweise mit -ch, um zu verdeutlichen, wie mein Vater sprach. Allach hört sich aggressiver an als Allah.

wir nie etwas gegen ihn gehabt. Bestimmt wären solche Dinge unter anderen Umständen nicht passiert. Ich weiß nicht, was dazu geführt hat, dass sich so ein tiefer Hass in meinem Vater einnisten konnte. Hätte mein Vater andere Erfahrungen gemacht, wären wir vielleicht eine nette freundliche Nullachtfünfzehn-Familie mit wenigen Sorgen sein können. Aber das sind Träume. Man kann das Vergangene nicht ändern, je älter man wird, desto klarer wird einem, dass es wichtig ist, das eigene Leben zu akzeptieren und zu formen, was man formen kann. Ich kann meine eigene Familie unterstützen, sie respektieren und sie lieben.

Nach der trügerischen Ruhe vergangener Monate zerrütteten die Schwierigkeiten meiner Eltern wieder unseren Alltag. Sie sprachen zum ersten Mal über eine Scheidung, ließen das Thema jedoch schnell wieder fallen. Sarigül versuchte, Kindergeld für mich zu beantragen. Aber mein Vater wollte, dass das Geld auf seinem Konto einging und nicht auf dem Konto meiner Mutter. Gülbebek, die eine Ausbildung zur Friseurin begonnen hatte, verdiente zu viel, um Kindergeld zu bekommen. Ich wurde zum Spielball meiner Eltern, dabei ging es nur um das Kindergeld. Mein Vater wollte es unbedingt für sich haben. Er meinte, er habe Anspruch darauf. Er wollte finanziell gut dastehen und meine Mutter bestrafen. Sie sollte von ihm abhängig sein. Jede erdenkliche Hürde wurde Sarigül in den Weg gestellt, immer und immer wieder mit Tufans Hilfe. Beim Jugendamt übersetzten Gülbebek und ich für meine Mutter so gut es ging, aber manchmal lagen die Termine so, dass wir sie nicht begleiten konnten. Sarigül und Faruk wurden oft nacheinander eingeladen, daher trafen sie im Amt aufeinander und mein Vater schrie meine Mutter auf dem Flur wutentbrannt an. Sobald er wieder zu Hause war, spuckte er seine hasserfüllten Todeswünsche gegen uns aus.

Faruk drehte auch wieder seine Runden bei unseren Bekannten und Verwandten. Er verfluchte meine Mutter und verbreitete das Gerücht, dass Sarigül auf den Strich gehen würde. Damit mein Vater meine Mutter nicht attackierte, musste entweder meine Schwester oder ich zu Hause bleiben. Manchmal wäre ich am liebsten weggerannt. Wie soll ein Kind in so einem Zuhause Hausaufgaben machen oder ein Schulbuch aufschlagen? Die Lehrer hatten keine Ahnung. Immer bekam ich zu hören:

»Sharif strengt sich nicht genug an.«

Sie schrieben es unter meine Tests, in mein Hausaufgabenheft und auf mein Zeugnis.

Mein älterer Halbbruder Tufan hatte nun selbst Probleme mit seiner Frau, sie ließ sich von ihm scheiden. Es kam alles sehr plötzlich, aber für meinen Vater genau im richtigen Augenblick. Er holte seinen Sohn zu uns, um zu Hause Unterstützung zu haben. Tufan, für den die Scheidung eine Schmach war, wirkte auf mich wie ein verletztes aggressives Tier. Er wurde zur weiteren Requisite der bedrohlichen Kulisse, die mein Zuhause darstellte. Er setzte sich für seinen Vater ein und unterstrich diesen Einsatz physisch. Faruks und Sarigüls Auseinandersetzungen wurden wieder heftiger ausgetragen, zum Teil wurden meine Mutter und meine Schwester dabei verletzt. Manchmal schlug Tufan mich aus dem Nichts heraus auf meinen Kopf, kniff mich in meine Arme und trat gegen meine Beine, sodass mein Körper von blauen Flecken übersät war.

Von zu Hause betäubt, trabte ich mit Bauchschmerzen zur Schule und setzte mich in die Klasse, die mir unermüdlich Beleidigungen an den Kopf warf. Ab und zu fühlte sich ein Erwachsener bemüßigt, mir einen weisen Ratschlag zu erteilen, wie meine neue Vertrauenslehrerin Frau Schleck:

»Lass es doch einfach an dir abperlen, Sharif, dann verlieren die anderen das Interesse an dir.«

Wie in Trance ließ ich alles über mich ergehen. Ich ertrug die Schläge der anderen Kinder und die Worte, die noch mehr wehtaten.

Schwuli, schwule Sau, Tunte, Nutte.

Ich habe eisern versucht, durchzuhalten und nicht zu reagieren. Ich war nicht mehr ich selbst. Ich versuchte, so wenig wie möglich ich selbst zu sein. Auch wenn ich die Lehrer oft um Hilfe bat, verwehrte man sie mir.

»Ändere dich und sie werden aufhören, dich zu ärgern. Sei nicht so vorlaut und halte den Ball flach.«

In der achten Klasse bekamen wir eine neue Deutschlehrerin mit englischen Vorfahren: Frau Thompten. Ihre Lehrmethode war anders, ein Hoffnungsschimmer für Außenseiter. Sie schaffte es, die Aggressionen im Klassenzimmer für eine Weile einzudämmen. Nicht nur ich profitierte von ihr, sondern auch die anderen Kinder, die gehänselt wurden. Ein Mädchen, das wegen ihrer großen Oberweite *Tittenmonster* gerufen wurde, litt unter diesem Namen. Als Frau Thompten Wind davon bekam, verdonnerte sie den Jungen, der sich den Namen ausgedacht hatte, dazu, den Schulranzen des Mädchens eine Woche lang vom Bahnhof bis zur Schule zu tragen. Auch mich ließ man für einige Monate in Ruhe, denn Frau Thompten hatte einen wachsamen Blick auf die Dynamik in unserer Klasse. Leider verließ sie uns nach einem Dreivierteljahr und all das Gute, was durch ihr kurzes Wirken entstanden war, verkümmerte.

Nach ihrem Fortgang kam die neunte Klasse und mit ihr zwei neue Schüler, die alle anderen in ihrer Bösartigkeit übertrafen. Der eine, der sitzengeblieben war, hieß Gambi. Der andere, dessen kurdischer Vater als Freiheitskämpfer in einem türkischen Gefängnis saß, hieß Berfo. Berfo hatte von meiner Vorgeschichte gehört und beschwerte sich darüber, dass ich die gleiche Klasse wie die anderen Männer besuchte. In der Klasse fingen alle wieder damit an, mich zu beleidigen, mir ein Bein zu stellen und mir Papierkügelchen und Bananenschalen an den Kopf zu werfen. Berfo schüchterte die meisten Jungen in der Schule ein. Er war ein oder zwei Jahre älter als die anderen in der Klasse und viel stärker. Er zögerte nicht, einen Jungen in den Schwitzkasten zu nehmen, und hielt den Kopf so lange fest, bis er tomatenrot anlief. Er zwang alle an der Schule, mich zu hänseln. Wenn jemand keine Lust dazu hatte, brachte Berfo überzeugende Argumente hervor. Zum Beispiel ein blaues Auge oder rotblaue Flecken auf dem Oberarm. Bald gab es sogar ein Lied über mich, das auf dem Schulhof gesungen und im Unterricht leise gesummt wurde. Nach dem Sportunterricht attackierten sie mich besonders übel. Die Jungs spielten meistens Fußball, ich kann diesen Sport bis heute nicht ausstehen. Nur einmal empfand ich Freude am Fußball, es war die Fußballweltmeisterschaft 1986 in Mexiko. Argentinien gegen Deutschland. Jedes Tor von Argentinien versetzte meine Mutter in helle Aufregung. Sie feierte, hüpfte durch die Wohnung und nahm mich in den Arm. Und am Ende gewann Argentinien drei zu zwei gegen Deutschland. Ein denkwürdiger Tag! Maradona wurde somit zum Fußballgott.

Jedes Mal nach dem Sportunterricht kamen Berfo und Gambi angeschlichen. Gambi hielt mich von hinten fest und Berfo schmierte mir seine Genitalien ins Gesicht.

»Na, das liebst du richtig! Das liebst du, nicht wahr?!«

Ein anderes Mal hielt Gambi mich fest, damit jeder Junge aus der Klasse mir seine Turntasche auf mein Gemächt oder in meinen Bauch werfen konnte. Am Ende trat Berfo mir mit Schwung in den Unterleib. Mir blieb die Luft weg. Ich sank auf die Knie und krümmte mich auf dem dreckigen Boden, während die anderen kichernd davonliefen.

Was hatte ich an mir, dass ich so behandelt wurde? Warum wurde ich so in die Ecke gedrängt? Ich wollte nicht mehr sein. Überall wartete Grauenhaftes auf mich, in der Familie und in der Schule. Mein einziger Zufluchtsort war meine Fantasie. Ich malte mir aus, wie es wäre, zu sterben und dieses Grauen zu verlassen. Häufig ging ich zu einem Hochhaus in Altona mit sonnengelber Fassade. Die Tür war nicht abgeschlossen, ich ging einfach ins Treppenhaus und in den Fahrstuhl, drückte auf den obersten Knopf und fuhr in den zehnten Stock. An manchen Tagen verbrachte ich Stunden auf der Aussichtsplattform, auf der mir der Wind das Haar zerzauste. Ich stellte mich an den Rand des Hauses und sah auf die kleine Welt herab, die mich so quälte. Ich fragte mich, ob es sich lohnt, das Leben auszuhalten. Wenn ich heulen musste, machte ich mich ganz klein, damit mich niemand sehen konnte. Meine Tränen tropften vom Hochhaus. Ich war wütend auf meinen Vater, auf meine Mitschüler, auf mein Leben. Ich hatte kein Selbstvertrauen, ich fühlte mich wertlos. Wie ein Nichts. Ich sehnte mich so sehr nach Erlösung.

Angsterfüllt ging ich nach Hause, um die restlichen Stunden des Tages rumzukriegen. Manchmal überlistet mich mein Gehirn heute noch und flüstert mir zu: *Spring doch, spring doch.*

An manchen Tagen stieg Hass in mir auf. Ich wollte mir eine Waffe besorgen und mich vor den Schülern umbringen. Vorher wollte ich etliche mit in den Tod nehmen. Manchmal stellte ich mir vor, erst meinen Vater abzuknallen und später meine Klassenkameraden. Stille unheimliche Vorstellung.

Während ich mit meinem Leben haderte, spielten die Erwachsenen weiter Krieg. Die Schlacht um das Kindergeld dauerte weiter an. Als meine Mutter mit Gülbebek an einem freien Nachmittag beim Jugendamt war, sagte die Beamtin meiner Schwester:

»Also, Ihre Mutter hat hier unterschrieben und damit eingewilligt, dass ihr Mann das Kindergeld bekommt.«

Sarigül verstand das Gesagte und antwortete schnell:

»Unterschrift angucken? Ich nicht unterschrieben. Will sehen.«

Die Beamtin forderte zunächst meine Mutter auf, auf einem Blatt zu unterschreiben, um die beiden Unterschriften miteinander zu vergleichen. Schnell wurde klar, dass auf dem Formular eine gefälschte Unterschrift stand. Ein Verfahren und eine Anzeige wegen Urkundenfälschung gegen Faruk wurden in die Wege geleitet. Zu Hause wurde weitergekämpft, mit Beschimpfungen, Gebrüll und Schlägen. Mein Vater, der immer versuchte, vor Verwandten und Bekannten ruhig zu bleiben, verlor an einem Abend die Beherrschung.

Aliye, eine gute Freundin meiner Schwester, war zu Besuch. Die Stimmung in der Wohnung war angespannt. Das Gericht hatte sich am Morgen bezüglich der Anklage zur Urkundenfälschung gemeldet. Wir saßen mit Aliye im

Wohnzimmer, während mein Vater in der Küche hockte. Irgendwann riss er die Wohnzimmertür auf, sodass wir zusammenzuckten. Mit hochrotem Gesicht schrie Faruk:

»Hure!«

Er schmiss die Tür zu und riss sie wieder auf:

»Du Scheißweib!«

Zu! Auf! Ein Schimpfwort. Zu! Auf! Das nächste Schimpfwort.

Zum ersten Mal scherte sich mein Vater nicht darum, dass wir Besuch hatten. Dünne Speichelfäden flogen aus seinem Mund, er war so wütend, dass er die Worte manchmal nicht richtig aussprechen konnte.

Wie versteinert sahen wir Faruk bei seinem grotesken Schauspiel zu, bis Aliye sagte:

»So habe ich ihn ja noch nie erlebt.«

Zu meinem Vater sagte sie:

»Amca, lütfen yapmayiniz.« *Großer Onkel, bitte tun Sie das nicht.*[6]

Faruk ignorierte sie oder er hörte sie nicht. Ich fragte mich, wer das war. War das noch mein Vater? Dieser Mann mit den pochenden Adern, dem aufgerissenen Mund, den hervortretenden Augen, dem dicken roten Hals, den großen Fäusten. Irgendwann blieb die Tür zu.

Meine Mutter war erfüllt von Freude und Stolz: Gülbebek hatte ihre Ausbildung zur Friseurin abgeschlossen. Mit einer guten Note und im richtigen Moment. Bei etlichen Friseurläden in Hamburg herrschte Personalmangel. Sie bewarb sich bei einem großen Friseursalon

---

[6] Es gibt in der türkischen und in der iranischen Sprache mehrere Bedeutungen von »Onkel«; hier bedeutet es nicht, dass er ihr leiblicher Onkel ist.

in der Osterstraße, Eimsbüttel. Sie nutzte die Situation klug und bestand auf ein ordentliches Gehalt, das ihr der Chef sofort gab. Gülbebek konnte nun endlich meine Mutter überzeugen:

»Bitte lass uns endlich aus der gemeinsamen Wohnung ausziehen. Wir können so nicht weiterleben.«

Es war schwierig, eine Sozialwohnung zu finden, die Gülbebeks und Sarigüls Vorstellungen entsprach, aber nach einiger Zeit bezogen wir endlich die Wohnung am Fischmarkt. Freunde und Verwandte halfen uns beim Umzug, während mein Vater fluchend im Wohnzimmer saß. Ich kann erst heute begreifen, wie machtlos er sich gefühlt haben muss, er musste sich beherrschen, er konnte nichts gegen unseren Auszug unternehmen. Meine gutmütige Mutter war für ihn eine Hure und wir waren für ihn die Kinder einer Hure. Ich erinnere mich gut an die Verwünschungen, die er uns hinterherschickte. Es war sehr belastend für mich, wie mein Vater mit mir sprach. Aus Anstand, nicht unbedingt aus Respekt, sagte ich zu Faruk:

»Ich wünsche dir einen schönen Tag. Ich besuche dich.«

Ob das der Auslöser für seine letzte Tat gegen uns war? Ich habe keine Ahnung … Aber nachdem wir die letzten Kartons verstaut hatten und in die Autos steigen wollten, trat er auf den Balkon und schrie: »STIRB, DU HURE!«

Er schoss mit einer Pistole auf uns. Die Kugeln flogen uns um die Ohren, er konnte nicht zielen. Ich kann es mir nur so erklären, dass seine Wut ihn nicht klar denken ließ.

Der Umzug war eine Befreiung. Kein Ehemann, kein Vater, der einen verfluchte, kein Bruder, der einen bedrohte, kein Streit. Ruhe und Frieden herrschten in der neuen Wohnung nahe dem Fischmarkt. Die erste Nacht war ganz besonders. Wir genossen das erste Abendessen in unserer neuen Küche. Allmählich blühten wir auf, unser Zuhause beruhigte sich. Meine Mutter Sarigül, meine Schwester Gülbebek und ich, Sharif, fanden neue Lebenskraft. Wir bekamen Besuch von Bekannten, Verwandten und Freunden, mit denen wir ausgelassen lachen und uns köstlich amüsieren konnten. Meine Mutter war froh, ohne ihren Mann zu leben, meine Schwester hatte Zeit, um etwas für sich zu tun, da sie nicht immer auf meine Mutter aufpassen musste, und ich konnte die Ruhe und Sarigüls Lächeln genießen.

Aber die Attacken in der Schule hörten nicht auf. Bei einigen Mitschülern hieß ich nur noch *Schwuli.*

Ich fühlte mich kraftlos und wehrte mich nicht mehr, ich sah keine Chance auf eine Besserung. Zu Hause wollte ich nicht beichten, was in der Schule los war, es war doch gerade so schön. Außerdem wollte ich vor meiner Mutter und meiner Schwester nicht als Schwächling dastehen. Sie hätten mir ja auch nicht helfen können. Gülbebek hatte schon so viel für uns getan. Sie arbeitete viel und gab ihr Geld für uns aus. Ich habe viel Respekt davor, dass sie Faruk und Tufan mit so viel Mut entgegengetreten ist.

In meinem neuen Zuhause, in dem ich Ruhe und Geborgenheit fand, konnte ich zum ersten Mal richtig lernen und ganz entspannt meine Hausaufgaben machen. Ich schlief gut und passte im Unterricht aufmerksam auf. Meine Noten verbesserten sich deutlich. Mir fällt dazu ein Erlebnis ein, das bei mir einen tiefen Eindruck hinterlassen hat. Kurz vor den Sommerferien sagte unsere Englischlehrerin, dass am ersten Tag nach den Ferien eine riesige Klassenarbeit anstehen würde. Das Thema war der fränkische Einwanderer Levi Strauss, gebürtig Löb Strauß, der nach San Francisco auswanderte, um ein Textilwarengeschäft zu eröffnen. Am Ende brachte er die berühmten Levis-Jeanshosen auf den Markt. Ich war haarscharf an einem zweiten Sitzenbleiben vorbeigeschlittert, sechsmal bekam ich die Note Vier minus und einmal eine Fünf, die war in Englisch. Ich hatte mir vorgenommen, während der Sommerferien in Istanbul Englisch zu üben. Und am ersten Schultag schrieb ich wie ein Weltmeister meine Antworten. Zwei Stunden lang hatten wir Zeit und ich nutzte jede Minute, um mein Wissen über Levi Strauss aufs Papier zu bringen. Was ich auf Englisch nicht schreiben konnte, schrieb ich auf Deutsch; ich wollte kein Wissen, das ich mir angeeignet hatte, vergeuden. Eine Woche später erhielten wir die Arbeiten zurück. Ich hatte so eine große Hoffnung.

Komm schon, Sharif, das muss mindestens eine Vier minus sein und keine Fünf.

Jeder erhielt seine Arbeit und ich schaute hoffnungsvoll die Lehrerin an, die nun zu mir kam. Ich faltete meine Hände vor der Brust und flehte:

»Das muss mindestens eine Vier minus sein, oder? Bitte, bitte, bitte!«

Die Englischlehrerin sagte lächelnd:

»Wenn du dich da mal nicht täuschen magst. Sehr gut gemacht, Sharif.«

Ein Lob von ihr? Wie merkwürdig! Ich schaute auf die Klassenarbeit, die sie auf meinen Tisch gelegt hatte. Es war die unglaubliche Note Zwei plus! Die zweitbeste Note in der Klasse! Nur einer hatte besser abgeschnitten als ich! Unter der Zwei plus stand in ordentlicher Schrift:

Schade, ich hätte dir sehr gern eine Eins gegeben, aber du hast nicht alles in Englisch beantwortet, Sharif, daher Punktabzug.

Bei mehreren Klassenarbeiten schaffte ich Zweien und einmal sogar eine Eins. Besonders mein Klassenlehrer Herr Reichenhalt war überrascht, dass ich in Mathe mehrere Bestarbeiten ablieferte.

In meinem Leben gab es einen zweiten Moment, in dem ich erkannte, dass ich auf Männer stehe. Ich spielte im Badminton-Verein, meistens mit einem Klassenkameraden, der es in der Schule nicht viel einfacher hatte als ich. Wir waren keine besten Freunde, aber er akzeptierte mich und ich ihn. Am Anfang war ich mit dem Federball recht schlecht. Die anderen Spieler waren schneller, ihre Bewegungen geschmeidiger. Ich brauchte Übung und musste eine Grundschnelligkeit entwickeln. Bald erkannte ich, dass mir meine Leidenschaft für Tennis, das ich oft in Istanbul spielte, beim Badminton einen kleinen Vorteil einbrachte. Ich konnte schmettern, meine Schmetterbälle waren durch die Aufschlagtechnik vom Tennis eine gute Angriffsbasis. Natürlich konnten die erfahrenen Spieler meine Angriffsbälle leicht abwehren, aber es war immerhin ein Anfang. Je öfter ich übte, desto besser wurde ich. Wir gingen am Wochenende in die Sporthalle und trainierten bis zum Umfallen. Wir waren die einzigen Jugendlichen, die zum Training bei der ersten Mannschaft zugelassen wurden, und spielten sogar Turniere. Einzel und Doppel, es ging mehr um Spaß. Aber je besser wir wurden, desto ernster nahmen wir den Sport. Die Spieler der ersten Mannschaft beachteten uns wenig. Aber ich beachtete einen von ihnen besonders: Marc. Einfach eine Wucht. Er war nicht gerade freundlich zu mir, aber dennoch kam er nachts in meinen Träumen vor. Einmal hat er neben mir geduscht, er war nur etwa zwanzig Zentimeter von mir entfernt, sein Schwanz war so wundervoll beschnitten. Meine Befriedigung holte ich mir am Abend mit den Gedanken an Marc, der neben mir duscht. Ich sprach ihn an, nicht etwa, um ihm zu sagen, dass ich Interesse an ihm hatte, aber einfach, um eine Möglichkeit zu haben, mit ihm zu reden. Er war der erste Mensch, dem ich meine Selbstmordgedanken anvertraut habe, ich weiß nicht, warum ich ausgerechnet mit ihm darüber reden wollte, ich tat es einfach. Er hörte mir verständnisvoll zu und schaute mich besorgt an, während ich sprach, aber dann sagte er zu mir:

»Sharif, reiß dich am Riemen. Du musst lernen, positiv in die Zukunft zu sehen.«

Ich fragte ihn nach seiner Telefonnummer. Erst mal nur, um mit ihm zu sprechen, wenn ich Probleme hatte oder die Selbstmordgedanken wiederkamen. Später steigerte ich mich richtig in diese Telefonate mit Marc hinein. Kann man es mir verübeln? Ich liebte ihn einfach und ich war so verwirrt. Ich schmachtete Marc bis in seine Haarspitzen an. Er lehnte mich natürlich ab, aber wenigstens hörte er mir zu. Aber einmal sagte er zu mir:

»Ich bin nicht der Mülleimer für deine privaten Probleme.«

Das war für mich ein Schock. Ich verstand nicht, warum er so sauer auf mich war. Es zerriss mich, ich heulte, ich träumte von Schießereien, bei denen ich mich schützend vor Marc warf und schrie:

»Ich liebe dich! Ich gebe sogar mein Leben für dich!«

Ich träumte von Heldentaten für Marc. Meistens stellte ich mir vor, dass ich für ihn sterben, er mich traurig in den Armen halten und sich für seine Schroffheit entschuldigen würde. Meine Tränen liefen und liefen, meine Selbstmordgedanken waren stärker als je zuvor. Ich hielt es kaum ohne ihn aus, ich musste mit ihm sprechen, es gab Tage, ja, Wochen, in denen nur sein dämlicher Anrufbeantworter ranging. Ich sprach ihn nicht ein einziges Mal darauf an. Ich hatte Angst, etwas Falsches zu sagen. Ich brannte innerlich für diesen Menschen, versuchte, viel über sein Leben herauszufinden, ich fixierte mich auf ihn, er war mein Ein und Alles. Wenn ich allein war und an ihn dachte, zog sich mein Herz zusammen, es tat so weh, ich ertrug es nicht, ich wollte einfach tot sein.

Ich fühlte mich leer und einsam. Mir fehlte die Kraft, auch noch die Schikanen meiner Mitschüler zu ertragen. Kurz bevor die zehnte Klasse anfing, schnappte ich mir ein paar Scheine aus der Geldkasse meiner Mutter und lief zum Bahnhof. Ich wollte einfach weg und entschied spontan, nach Erfurt zu fahren. Es gab dort eine Familie, die ich bei einem Klassenausflug kennengelernt hatte. Die Ticketverkäuferin am Schalter der Deutschen Bahn war leicht zu überzeugen:

»Meine Klasse ist gerade nach Erfurt gefahren, ich habe sie verpasst und muss nachfahren.«

Mit dem ICE nach Erfurt! Es war schon immer mein Traum gewesen, in einem ICE zu fahren. Wie ein König saß ich in der zweiten Klasse. Die Reise dauerte viereinhalb Stunden.

Was hatte ich mir damals nur dabei gedacht, als Junge aus einer türkisch-iranischen Familie in den Osten zu fahren? Die Mauer war gerade erst gefallen und ich hatte meine Verwandten und Bekannten darüber reden hören, dass viele nicht gut auf Ausländer zu sprechen waren.

Die Chance, die Familie in Erfurt zu finden, war gering, aber ich hatte ein tiefes Vertrauen in meine Instinkte. Ich kannte den Familien- und den Straßennamen und suchte im Telefonbuch einer Telefonzelle nach der Adresse. Ich wurde fündig, schulterte meine Sporttasche und fragte mich durch, bis ich in der besagten Straße stand. Es dauerte eine Weile, bis ich den Namen auf einem der Klingelschilder fand. Für die Familie war mein unangemeldeter Besuch natürlich eine Überraschung. Wie ich denn den weiten Weg auf mich nehmen konnte, um zu ihnen zu fahren?

Sie vermittelten mich an eine Jugendfürsorge. Ich ließ alles über mich ergehen und stellte keine Ansprüche. Hauptsache, ich wurde nicht gezwungen, zurück in meine Schule zu gehen. Mit den anderen Kindern im Heim verstand ich mich gut, hatten wir doch gemeinsam, dass wir von zu Hause abgehauen waren. Ich rief bei Gunnar an, um Sarigül und Gülbebek ein Lebenszeichen zu hinterlassen, aber ich verriet nicht, wo ich mich aufhielt. Am zweiten Tag überzeugte mich ein Betreuer des Heims, mich bei meiner Schwester zu melden. Ich rief sie bei der Arbeit an – es gab ja damals keine Handys – und erzählte ihr, dass ich in Erfurt war. Sie wollte mich unbedingt abholen, aber ich lehnte ab, ich war noch nicht so weit. Erst am nächsten Tag gab ich ihr die Adresse des Heims. Ich hatte die kurze Auszeit von meinem Leben genossen, aber ich sah ein, dass ich in Erfurt keine Zukunft hatte. In der kurzen Zeit im Heim erkannte ich auch, dass ich, anders als die anderen Kinder, eine Mutter und eine Schwester hatte, die mich liebten und für mich da waren.

Meine Schwester traf sich zu dieser Zeit mit einem Heiratskandidaten, der uns oft half. Er holte mich mit seinem Mercedes in Erfurt ab und brachte mich zurück nach Hamburg. Zu Hause fragten mich Sarigül und Gülbebek, warum ich abgehauen war. Aber wie sollte ich das erklären?

Ich möchte sterben, ich stehe auf Männer.

Das konnte ich nicht sagen, das war in einer türkisch-iranischen Familie unmöglich. Aber ich erzählte ihnen von den Schwierigkeiten in meiner Schule und dass ich es nicht länger aushielt. Meine Schwester schlug vor, mit meiner Mutter zum neuen Schulleiter zu gehen, um mit ihm zu sprechen. Nach ein paar Tagen war ich einverstanden und ging an einem Montag mit meiner Mutter zum neuen Schulleiter Herrn Zimmer. Er war ganz anders als alle anderen Schulleiter davor. Er hörte mir aufmerksam zu und hakte nach, wenn er etwas nicht verstand. Ich erklärte, dass ich die ständigen Beleidigungen nicht mehr aushielt und deshalb abgehauen war. Herr Zimmer fragte, welche Situationen ich genau meinte, woraufhin ich ihm schilderte, wie Berfo mich im Geschichtsunterricht vor der ganzen Klasse und unserem Lehrer Herrn Brechtler einen »Schwuli« genannt hatte.

Zu meiner Überraschung nahm Herr Zimmer diese Problematik sehr ernst und bat Herrn Brechtler in sein Büro. Zum Glück hatte Herr Brechtler den Tag nicht vergessen und bestätigte, was ich erzählt hatte. Es wurde eine große Konferenz organisiert, an der die Jungen aus meiner Klasse teilnehmen mussten. Ich durfte fernbleiben.

Berfo bedrohte mich und raunte mir im Klassenzimmer zu:

»Wehe, du hast Scheiße über mich erzählt, du Schwuchtel.«

Mit erhobenem Kopf antwortete ich:

»Du wirst sehen, worum es geht, Berfo.«

Ich erfuhr danach, dass den Jungen mitgeteilt worden war, dass sie Schwierigkeiten bekämen, wenn sie mich noch einmal beleidigen oder bedrohen würden. Es gab zwar noch den einen oder anderen schlimmen Tag, aber meine restliche Schulzeit verlief insgesamt ruhiger. Das Jahr verging wie im Fluge, endlich kam der Abschluss und ich war fertig mit der Realschule. Mit dem Zeugnis in der Tasche wollte ich nun mein neues Ziel angehen und meldete mich bei der Max-Brauer-Schule an, um mein Abitur zu machen.

Ich konnte das Leben nicht genießen. Meine malträtierte Kinderseele und mein gebrochenes Herz quälten mich Tag für Tag. Dicke Wolken verdunkelten jeden Morgen meine Gedanken. Ich erfuhr, dass Marc eine Freundin hatte, und mein Liebeskummer verschlimmerte sich. Die Flüche meines Vaters und die Beleidigungen meiner ehemaligen Mitschüler hallten in meinem Kopf nach. Ich fühlte mich wertlos und war mittlerweile selbst fest davon überzeugt, dass ich ein Nichts auf dieser Welt war. Verloren und ohne Zuversicht wollte ich nur noch Ruhe. Nachts konnte ich nicht mehr schlafen, meine schulischen Leistungen litten darunter. Nach drei Monaten verließ ich die Max-Brauer-Schule, der Antrieb fehlte, ich konnte mich nicht aufraffen, um etwas zu unternehmen. Ich flüchtete mich in meine Einsamkeit. Ich schloss die Tür ab, kroch in mein Bett und zog die Decke über den Kopf. Ich wollte dem Schmerz entkommen, mein Herz tat so schrecklich weh. Ich bereitete mich auf den Tod vor. Nun, ich war leer, ich hatte nichts zu tun. Wenn ich nicht im Bett lag, spielte ich Konsolenspiele oder schaute bis zwei, drei Uhr morgens Fernsehen. Ich schlief bis in den Mittag hinein. Mein Leben war farblos. Ab und zu verschickte ich eine Bewerbung an eine Ausbildungsstelle. Die Anschreiben und mein Lebenslauf waren miserabel verfasst, meistens in einem normalen Briefumschlag versendet. Mit jeder

Absage, die im Briefkasten landete, fühlte ich mich noch leerer als zuvor. Es gab keine guten Gefühle, ich war eine Flasche ohne Inhalt. Ein Versager.

»Man spricht vergebens viel, um zu versagen;
Der andre hört von allem nur das Nein.«
Johann Wolfgang von Goethe, Iphigenie auf Tauris

SELBSTMORDVERSUCHE

16. Januar 1996. Mein Entschluss stand fest: Ich werde mich umbringen. Keine Hoffnung, keinen Lebensmut mehr. Ich sah nur noch schwarz, obwohl die Farbe Schwarz wunderschön sein kann, aber mich berührte nichts mehr. Betäubt, betäubt von allem, ich fühlte nichts, nichts mehr, so ging es nicht mehr. Die ersten Tage des neuen Jahres hatten mich zunehmend erdrückt. Ich kriege keine Luft, ich kriege keine Luft. Mein Herz rast, rast, gleich platzt es.

Ich wartete, bis Sarigül und Gülbebek aus dem Haus gegangen waren, und setzte mich an die Schreibmaschine im Wohnzimmer, um den Abschiedsbrief zu verfassen. Ich trat meine Reise zur Erlösung an. Nahm Abschied von meiner Pflanze Sabrina, einer gewöhnlichen Palme, die mir eigentlich hatte helfen sollen, etwas Gutes zu fühlen. Ich umarmte sie und ging danach schnell zur nächsten Apotheke, um mir Schlaftabletten zu besorgen. Danach steuerte ich die nächste an und holte mir noch eine Packung. Dazu gab es kostenlose Beratungen. Die Apotheker rieten mir, die Tabletten nur als letztes Mittel einzunehmen.

»Trinken Sie erst mal Milch am Abend, das macht schläfrig.«

»Versuchen Sie es mal mit Vitamin B, der Mangel an Vitamin B kann zu Schlafstörungen führen.«

»Beruhigungstee hilft am Abend.«

Ich nickte freundlich und wartete geduldig auf die nächste Packung, die mich in den ewigen Schlaf führen sollte. Nachdem ich endlich zwölf Packungen zusammenhatte, kaufte ich noch zwei große Wasserflaschen und stieg in die S-Bahn Richtung Neugraben. Dort kannte mich niemand. Meine erste Schlaftablette nahm ich während der Fahrt. Ich war fasziniert und verängstigt zugleich. Wie wohl der Tod ist? Jetzt kann er mich retten.

Ich las die Packungsbeilage und überflog die Nebenwirkungen. Sie schreckten mich ab. Verrückt, ich wollte sterben, hatte aber Angst vor den Nebenwirkungen. Die häufigste war Übelkeit. Ängstlich legte ich mir die zweite Tablette in den trockenen Mund und spülte sie mit Wasser runter. Ich zögerte. Schweißperlen traten auf meine Stirn, meine Hände und Füße waren kalt. Ich nahm die dritte Tablette. Hatte Probleme, sie runterzuschlucken.

Nun mach schon, Sharif, sei kein Feigling, jetzt musst du dranbleiben. Sei mutig.

Vierte, fünfte, sechste gingen einfacher. Kam in Neugraben an und ging zum Wald. Am Waldrand nahm ich die nächsten, nach der zwölften Tablette fühlte ich Müdigkeit aufkommen.

Ich bin zu langsam.

Hastig schluckte ich zwanzig Tabletten hinunter. Ich wusste, dass dreißig Tabletten nie und nimmer zum Tod führten. Dutzende Tabletten stopfte ich mir in den Mund, steckte die leeren Packungen zurück in meinen Rucksack. Weit über hundert Schlaftabletten waren dabei, sich in mir aufzulösen, als mir die Wasserflasche aus den Händen glitt.

Warum ist es auf einmal so kalt? Ich friere bei der üblen Januarkälte.

Ich kann mich nur verschwommen daran erinnern, was dann passierte. Ich muss zurückgelaufen sein. Taumelnd habe ich eine Einkaufspassage erreicht, die Leute mieden mich, weil ich schwankte wie ein Betrunkener.

Links, rechts, verschwommene Bilder, so viele Lichter, Läden, es stinkt nach Essen. Mir ist so schlecht. Aber hier ist es warm, ich muss hierbleiben, mich aufwärmen.

Schritt für Schritt ging ich zu einem Tisch in der Ecke eines Cafés, stützte den Kopf auf meine Hände, schloss die Augen. Ein Schatten setzte sich neben mich.

Ist das der Tod?

Nein, bitte mach, dass der Schwindel weggeht.

Lass die Augen zu, dein Körper ist müde, Sharif.

Ich will nicht wach bleiben, ich will schlafen.

Ich öffnete die Augen, um den Tod anzusehen.

»Hey, geht es dir gut? Was machst du hier?«

Es war ein Kellner.

»Ich bin hier, um den Tod mit Schlaftablett…« Ich kippte etwas zur Seite. »Entschuldige … mit Schlaftabletten zu suchen.«

Mein Kopf fiel auf den Tisch. Eine Kellnerin hielt meine Hand, suchte nach einem Puls.

»Ich rufe einen Krankenwagen!«

Der Kellner sprach mit mir, nahm mich fest in seine Arme und richtete mich auf. Ich spürte die Wärme, die aus seinem Mund kam, und erkannte die Angst in seiner Stimme:

»KOMM, WACH AUF, JUNGE! WACH AUF!«

Ich öffnete die Augen.

»Ja, genau, bleib wach. Ein Krankenwagen kommt. Mach dir keine Sorgen, die Rettungssanitäter werden dir helfen.«

Der Mann roch nach Kaffee, sein Bart kitzelte mich, während er mich festhielt.

»Ich habe auch mal versucht, mich umzubringen. Hat zum Glück nicht geklappt. Das wird schon wieder, mein Junge. Du wirst schon wieder.«

Die Zeit verstrich superlangsam, ich erinnere mich nur bruchstückhaft. Eine Passantin sagte zu ihrer Tochter:

»Siehst du! So enden alle Jungs, die Drogen nehmen.«

Der Rettungswagen kam. Die Sanitäter rannten ins Café, zogen den Tisch zur Seite, hoben mich hoch. Ich schloss die Augen, spürte, wie ich auf eine Trage gelegt wurde. Ich öffnete die Augen, sah, dass einer der Sanitäter meinen Rucksack öffnete, in dem die leeren Tablettenpackungen lagen.

»Ach du Scheiße.«

Ich konnte mich nicht vom Kellner verabschieden.

Im Krankenhaus wurde ich in einen Saal geschoben, in dem eine Ärztin und zwei Krankenschwestern warteten.

»Ich will schlafen.«

»Erst mal den Namen.«

»Sharif.«

Die Ärztin untersuchte meine Pupillen, fragte nach den Schlaftabletten, fragte, wie viel ich eingenommen hatte. Ich wusste es nicht. Fragte nach der Telefonnummer meiner Familie, ich hatte sie gerade noch so im Kopf.

Gülbebek erzählte mir später von dem Anruf. Sie hatte sich gerade noch so aufrechthalten können, während sie das Telefon ans Ohr gehalten hatte.

»Mama, Krankenhaus ist am Telefon. Sharif.«

Meine Mutter fiel zu Boden, schrie und wimmerte.

Gülbebek hatte Mühe, die Ärztin zu verstehen, kämpfte gegen tiefe Schluchzer an.

»Ihr Bruder Sharif wurde aufgefunden, es geht ihm den Umständen entsprechend gut. Wir müssen seinen Magen auspumpen.«

»Vielen Dank für die Information. Wir freuen uns, dass Sharif lebt.«

Dann verlor meine Schwester ihren Halt, sie war so dankbar.

»Mama! *Zendegi, zendegi,* er lebt, er lebt!«

Die Krankenschwester stellte mich vor die Wahl:

»Wir können den Magen gegen Ihren Willen auspumpen oder Sie helfen mit. Wir machen es so oder so. Was wollen Sie?«

»Ich versuche, mitzumachen ...«

Alles war so langsam geworden. Man fuhr mich an ein Becken, gab mir ein Glas mit einer schwarzen Brühe.

»So, jetzt trinken Sie das mal. Ordentlich und nicht verschütten.«

Ich trank aus. Die Schwester stellte mir vier Flaschen mit Mineralwasser hin, drei ohne Kohlensäure, eine mit.

»Bitte weitertrinken, nicht aufhören. Wir füllen die Becher nach.«

Nachdem ich die ersten beiden Wasserflaschen ohne Kohlensäure ausgetrunken hatte, keuchte ich:

»Ich kann nicht mehr.«

»Machen Sie weiter. Sie machen das schon sehr gut. Weitertrinken.«

Ich trank einen Becher nach dem anderen aus, dann sagte ich wieder:

»Ich kann nicht mehr, ich bin fertig.«

»Wenn Sie das nicht trinken, müssen wir den Schlauch nutzen. Also weitertrinken.«

Das Wasser ohne Kohlensäure hatte ich geschafft, nun wurde mir die erste Flasche mit Kohlensäure geöffnet.

»Jetzt müssen Sie den Becher sehr schnell austrinken, sofort und nicht langsam, richtig schnell trinken. Los.«

Ich hob den Becher an meine Lippen und trank, so viel ich konnte. In Sekundenschnelle überkam mich ein Würgereiz, der es in sich hatte. Das Kotzen machte fast

Spaß. Diese Fontäne aus halb verdautem Essen und Schlaftabletten, diese Wassermassen, kein Brennen im Hals. Die vielen Tabletten flogen einfach aus meinem Mund.

»Sehen Sie, war doch gar nicht so schlimm.«

Die Krankenschwester klopfte grinsend auf meine Schulter.

Ich fühlte mich elendig, mir ging es so schlecht, alles drehte sich. Ich kotzte weiter, der Würgereiz ließ nicht nach. Sobald ich dachte, jetzt ist es vorbei, ging es wieder los. Die Bauchmuskelschmerzen von der ganzen Körperanspannung waren brutal. Noch heute schaudere ich bei dem Gedanken daran, aber irgendwie kann ich auch sagen: So macht Kotzen Spaß.

Ich musste drei Tage zur Beobachtung im Krankenhaus bleiben. Ein Psychologe wurde mir zugeteilt. Er behandelte mich sehr freundlich und respektvoll. Ich wusste gar nicht, was ich ihm erzählen sollte. Aber allein seine Anwesenheit war wohltuend. Ich weiß nicht, warum, aber jedes Mal, wenn er mein Zimmer betrat, stellte ich mir vor, wie er mich durchficken und heiraten würde. Ich wartete regelrecht auf seinen Antrag.

Mein Verstand bestrafte mich für solche Gedanken.

Sharif, du darfst nicht schwul sein, du bist krank. Deine Mutter würde sterben, sie würde in die Hölle kommen, weil es so etwas im Islam nicht geben darf. Die Eltern leiden für die Sünden der Kinder.

Kurz vor der Entlassung aus dem Krankenhaus sagte der Psychologe zu mir:

»Sie haben die Wahl: Entweder kann ich Sie einweisen lassen oder Sie kommen nächste Woche Donnerstag zu mir in die Praxis. Ich habe die Aufgabe, Sie zu schützen.

Sie müssen mir versprechen, dass Sie nicht vorhaben, sich umzubringen.«

Als würde ich hier echt die Wahrheit sagen, dachte ich mir, und antwortete:

»Ja, ich verspreche es. Ich plane nicht, noch einmal zu versuchen, mich umzubringen.«

Gunnar und Susanne, unsere ehemaligen Nachbarn, besorgten mir eine Arbeit. Sie wollten mir helfen, ins Leben einzusteigen. Ein Bekannter von ihnen besaß eine Reifendiscount-Firma, bei der ich als Hilfskraft anfing. Ich war nicht gerade begeistert, aber ich erschien jeden Morgen um acht Uhr bei der Arbeit. Während ich Reifen sortierte, verarbeitete ich meinen Selbstmordversuch. Ich sortierte sie nach Größe, Hersteller und Zustand. Später montierte ich die Reifen auch an die Autos. Eine weitere Aufgabe bestand darin, mich um den Schäferhund zu kümmern, der sein Dasein auf dem Hof des Reifendiscounts fristete. Er war superaggressiv gegenüber Fremden und bellte, sobald Besucher den Hof betraten. Aber wenn man einen roten Overall mit dem Firmenlogo darauf trug, ging er entspannt mit einem um. Meine Kollegschaft war ein bunt gemischter Haufen. Ich hatte ja keine Berufserfahrung und wusste oft nicht so recht, wie ich mich verhalten sollte. Während die anderen oft laut lachten, sich gegenseitig auf die Schultern klopften oder etwas über den Hof zuriefen, fühlte ich mich wie verloren. Ich wurde einem türkischen Mann zugeteilt, vor dem ich am Anfang eine Heidenangst hatte. Aber er entpuppte sich als einer der coolsten Typen dort. Er brachte mich zum Lachen und ging herzlich mit mir um. Als ich einmal versuchte, einen Reifen von einem hohen Regalbrett zu holen, stellte Zafer sich neben mich und schaute mir belustigt dabei zu, wie ich am Regal hochsprang.

»Weißt du, du erinnerst mich an die Werbung mit dem Affen, der die Banane nicht greifen kann. Der zweite Affe benutzt dann einen Reifen, um draufzusteigen. Hier hast du einen Reifen, nun steige mal da drauf.«

Ich lachte und stellte mich auf den Reifen, um den anderen Reifen vom Regal zu nehmen.

Ich musste viel dazulernen. Mir fehlte der Umgang mit den alltäglichsten Dingen. Mein Chef eröffnete mir ein Konto bei der Sparkasse und ich freute mich wie verrückt über mein erstes Gehalt. Später bot er mir an, eine Ausbildung als Galvaniseur zu machen, aber ich konnte mich nicht dazu durchringen. Die Arbeit war mir zu anstrengend und nicht sehr erfüllend. Ich wollte nicht jeden Tag das Gleiche machen und ganz verstaubt nach Hause kommen. Nach viereinhalb Monaten gab ich meinen Arbeitsplatz auf. Es war nicht das Richtige für mich, aber ich hatte erste Erfahrungen sammeln können.

Zafer gab mir eine Lehre mit auf den Weg. An einem Montag kam ich lustlos zur Arbeit.

»Was ist los, Sharif?«

»Ich habe keine Lust zu arbeiten.«

»Ja und?«

»Wie, ja und?«

»Na, du musst hier trotzdem deine Arbeit machen.«

»Ich finde das nicht toll heute.«

»Sharif, ich sage es dir ein einziges Mal. So redest du hier nicht. Du hast hier eine Arbeit und du kommst mit der richtigen Einstellung zur Arbeit.«

»Jaja, ist ja schon gut.«

»Du kannst jetzt deine Klappe halten oder ich hänge dich an deinen Eiern am Zaun auf.«

»Warum bist du so fies zu mir?«

Ich schaute ihn entgeistert an.

»Du hast mich richtig verstanden.«

Er drückte mir den Reifen, den er in seinen Händen hielt, so heftig gegen meine Lenden, dass ich stürzte. Durch den Aufprall taten meine Hoden so weh, dass ich das Gesicht verzog.

»Sharif, ich bin jetzt streng zu dir, weil du noch ein Kind bist. Du musst jetzt anfangen, dein Leben zu gestalten. Sei froh, du bist gesund und munter. Es ist Montag, das ist der schönste Tag der Woche. Wenn wir gesund sind und arbeiten dürfen, dann ist das super. Es gibt viele, die das nicht können. Sie wären froh.«

Erst zwanzig Jahre später erkannte ich im Umgang mit meinen Auszubildenden, dass Zafer mir etwas sehr Wertvolles mit auf den Weg gegeben hat. Um meine Auszubildenden zu motivieren, muss ich als leuchtendes Beispiel vorangehen.

Bei meinem zweiten halbherzigen Selbstmordversuch, wie peinlich, versuchte ich, mich mit einem Strick an einem morschen Balken in unserem Keller aufzuhängen. Ich legte den Strick um meinen Hals und kippte den Stuhl um. Es schmerzte übel am Hals und ich dachte, okay, ich ersticke gleich, aber denkste. Das Holz knirschte und zack, lag ich auf dem Boden und sah Sterne. Ich fing an zu heulen.

Ich bin sogar zu dumm zum Sterben!

Ich warf den Strick in die Tonne und gab bei der Hausverwaltung Bescheid, dass der morsche Holzbalken im Keller ausgetauscht werden müsse.

Nach der Kündigung und dem gescheiterten Selbstmordversuch versackte ich in Konsolen- und Computerspielen. Ich stand nur aus dem Bett auf, um mich mit Tennisspielen und Jump 'n' Runs abzulenken, möglichst bunt mussten sie sein. Ich brauchte Farben, so viele Farben wie möglich! Ich spielte bis zum nächsten Morgen, ging erst gegen fünf oder sechs Uhr schlafen. Ab und zu zwang ich mich zu einem Spaziergang.

Arbeits- und orientierungslos traf ich in Altona auf den Mormonen Elder Darren Jensen. Er war blond und hatte schöne braune Augen. Ich spürte eine Verbindung zu ihm und empfand mit einem Mal wieder ein Sinn in meinem Leben.

Kannst du dich noch an Christopher erinnern? An meine erotischen Träume? Er war mein erster Missionar gewesen. Nun hatte ich einen neuen.

MORMONENTUM

Viele in meinem Umfeld wissen gar nichts aus dieser Zeit, weil ich nicht mehr darüber rede. Aber ich hatte mich von meiner moslemischen Religion getrennt und glaubte nun an Jesus Christus. Was für eine verrückte Reise! Von einer extremen Situation begab ich mich in die nächste, und das mit hundertprozentiger Überzeugung. Am Anfang hatten mir die neuen Mitmenschen gutgetan, aber am Ende konnten sie mich nicht verstehen. Wie sollten sie auch? Ich hatte mich selbst noch nicht verstanden!

Zweifel über Zweifel, immer. Ich suchte nach meinem wahren Ich.

Schon bevor ich Elder Darren Jensen traf, hatte ich Mormonen kennengelernt und mich mit ihnen angefreundet.

Am 10. Januar 1990 lernte ich zwei Missionare der *Kirche Jesu Christi der Heiligen der Letzten Tage* kennen. Zwei junge Männer in Anzug mit weißem Hemd und Krawatte und einem Namensschild auf der linken Seite der dunklen Jacke. Sie betraten den Parkplatz hinter der großen Grünanlage unseres Wohnhauses. Der Parkplatz war privat, das Tor stand nur zufällig offen. Ich spielte unten, war gerade mal zehn Jahre alt, und mit meiner kindlichen Stimme befahl ich ihnen:

»Das ist ein Privatparkplatz. Ihr müsst das Gelände verlassen.«

Sie lächelten mich an. Meine Ansage hatte sie nicht beeindruckt.

»Glaubst du an Gott?«

»Nein. Woher kommt ihr? Eure Stimmen klingen komisch. Ihr seid nicht von hier.«

»Aus den USA. Salt Lake City, Utah. Wir gehen wieder. Schönen Tag noch.«

Ich sah ihnen nach und überlegte lang hin und her. Ich war fasziniert von dem Gedanken, waschechte Amerikaner hautnah kennenzulernen. Also rannte ich wie von der Tarantel gestochen los und suchte sie. Ich fand sie auf dem Gehweg, nicht weit weg von unserer Straße. Ich überwand meine Schüchternheit, ging zu ihnen und fragte:

»Könnte ich eure Adresse haben?«

»Okay.«

Zu meiner Überraschung schrieben sie auf einem Handzettel der Kirche ihre Adressen aus den USA und ihre Telefonnummern in Hamburg auf. Elder Rich und Elder Nielsen hießen sie. Später erfuhr ich, dass »Elder« für »Ältester« steht. Ich verstand zuerst nicht, warum man die zwei »Ältester« nannte, sie waren ja nicht gerade alt.

Bei den Mormonen gehen die jungen Leute in der Regel für zwei Jahre im In- oder Ausland missionieren. Sie werden in Provo, Utah, darauf vorbereitet. Nicht nur junge Männer, auch junge Frauen engagieren sich und gehen auf eine Mission.

Ich überlegte lang, ob ich wirklich anrufen wollte. Es war ja eine christliche Kirche und ich wurde moslemisch erzogen. In der Bücherhalle fand ich ein Buch über die Mormonen. Darin war die Rede von Joseph Smith und einer Sekte mit »Vielweiberei«. Trotz der Warnungen aus dem Buch rang ich mich dazu durch anzurufen.

»Hallo, Elder Rich, Kirche Jesu Christi der Heiligen der Letzten Tage.«

»Hallo. Ich bin Sharif.«

»Hallo Sharif.«

»Ich war etwas unhöflich und wollte mich entschuldigen. Habt ihr eventuell Zeit?«

»Ja, gern.«

Wir vereinbarten einen Termin. Aus Angst, die beiden könnten mir etwas antun, bat ich darum, uns an einem öffentlichen Ort in einem Park zu treffen. Obwohl es Januar und furchtbar kalt war, stimmte Elder Rich zu. Ich war aufgeregt und steckte zur Sicherheit mein Klappmesser ein, um mich im Notfall verteidigen zu können. Mich interessierte vor allem, wie Amerika war, was die beiden taten und wie ihr Leben im Land der unbegrenzten Möglichkeiten aussah. Für mich als Zehnjährigen, der die USA nur aus dem Fernsehen kannte, war es eine unfassbar schöne Vorstellung, dort zu leben. Sie beantworteten geduldig meine Fragen und erklärten mir die Religion der Mormonen. Sie schenkten mir ein blaues Buch, auf dem in goldener Schrift »Das Buch Mormon« geschrieben stand. Sie erzählten mir von Joseph W. Smiths erster Vision.

Ein Junge suchte nach der wahren Religion und las in der Bibel den Jakobusbrief, 5. Vers im 1. Kapitel:

Fehlt es aber einem von Euch an Weisheit, so erbitte er sie von Gott, der allen gerne gibt und keine Vorwürfe macht: Dann wird sie ihm gegeben werden.

Noch nie zuvor sei einem Menschen ein Vers tiefer ins Herz gedrungen als Joseph W. Smith. Er fasste den Entschluss, im Wald laut zu Gott zu beten. Bei diesem Gebet packte ihn die böse Macht des Feindes. Sie lähmte seine Zunge, er konnte nicht mehr sprechen, dichte Finsternis legte sich auf den Wald. Er nahm all seine Kraft zusammen und rief Gott an, er möge ihn aus der Gewalt des

Feindes befreien. Gerade als er sich der Vernichtung ergeben wollte, sah er eine Säule aus Licht, heller als die Sonne, die zu ihm herabkam. Kaum war diese Lichtsäule erschienen, fühlte er sich befreit. Als das Licht auf ihm ruhte, sah er zwei Gestalten von unbeschreiblicher Herrlichkeit in der Luft stehen.

Eine der beiden sagte:

»Dies ist mein geliebter Sohn, ihn höre!«

Joseph sah den himmlischen Vater und Jesus Christus. Er fragte, welche Kirche die richtige sei und welcher er sich anschließen solle. Die Gestalten sagten ihm, alle Religionen dieser Welt seien im Irrtum. Als Joseph wieder zu sich kam, fand er sich auf dem Rücken liegend, den Blick gen Himmel gerichtet. Das Licht war verschwunden, er fühlte sich kraftlos, aber er erholte sich schnell und ging nach Hause.

Ich stellte Elder Rich und Elder Nielsen viele Fragen, da ich ihre Geschichten interessant fand. Ich merkte, dass nicht jede Antwort hieb- und stichfest war, es war ja am Ende doch Glaubenssache. Zum Abschluss lasen sie mir etwas aus dem blauen Buch vor und sprachen mit ruhigen Stimmen ein Gebet. Sie trugen mir auf, am Abend über unser Gespräch nachzudenken, zu Gott zu beten und ihm meine Fragen zu stellen. Ich nickte und verstaute das Buch Mormon in meinem Rucksack, aber so richtig überzeugt war ich nicht. Ich mochte eigentlich überhaupt keine Religion. Schon die moslemische Religion war mir zu kompliziert und streng. Immerzu sollte ich stolz sein wie ein Moslem. Mir kam diese Geschichte mit Smiths göttlicher Vision auch recht merkwürdig vor. Aber ich genoss die Abwechslung in meinem tristen Leben. Die beiden Missionare vermittelten mir Ruhe und schenkten mir ein offenes Ohr. Beides konnte ich in meiner Familie und in der Schule nicht finden.

Beim dritten Treffen im Park stimmte ich zu, das nächste Mal in die Kirche zu kommen, es war einfach arschkalt draußen. Aber mein Klappmesser nahm ich mit.

Ich kann mich nicht mehr daran erinnern, in welcher Reihenfolge wir die Themen durchgingen. Elder Rich nannte mir seinen Vornamen, Christopher, ein blonder Bursche mit blauen Augen, zum Zerfließen. Elder Nielsen erzählte vom Heiligen Geist, der die Botschaften und Antworten überbringt. Er erzählte von Jesus, der die Sünden der Welt mit seinem Tod auf sich genommen hat, um uns die Chance zu geben, wieder mit Gott zusammenzuleben. Wir sprachen über die Themen Reinheit und Sexualität. Die Mormonen dürfen nicht rauchen, keinen Kaffee trinken, keine Drogen nehmen und keinen Sex vor der Ehe haben.

Sie erzählten mir von der Totentaufe der Verstorbenen, die in ihrer Lebenszeit keine Chance bekommen haben, die Kirche kennenzulernen. Sie lehren den Verstorbenen ihre Religion im Himmelreich, um ihnen die Möglichkeit zu geben, sich der Kirche anzuschließen. Elder Nielsen, der seine Mission bald beendet haben würde, bat mich darum, die Sonntagskirche zu besuchen.

Die Kirche Jesu Christi befand sich in einer wunderschönen dreistöckigen weißen Villa mit Rundsäulen und einem gepflegten Garten. Ich hatte Angst und war froh, dass sich die beiden Missionare um mich kümmerten und mich begleiteten.

Der Kirchensaal war dunkel und ungemütlich. Ich setzte mich auf einen der schwarzen harten Stühle. In den hinteren Reihen saßen Menschen, die nicht so gut Deutsch sprachen, ihnen wurde die Predigt simultan von einem Missionar übersetzt. Er übersetzte die Predigt auf Französisch und Spanisch, eine Meisterleistung. Ich staunte, wie schnell er die deutsche Sprache in eine andere übertrug. Noch heute beeindrucken mich Menschen, die Sprachen so gut beherrschen.

Vorn auf dem Podium hielten die Mitglieder bei der Abendmahlssitzung ihre Ansprachen. Das Abendmahl war kein abendliches Essen, wie ich erfahren musste. Ich wusste so gut wie nichts vom Christentum, daher waren mir viele Rituale und Begriffe unbekannt.

Meine fast schulterlangen Haare verliehen mir damals ein mädchenhaftes Aussehen. Die meisten Erwachsenen in der Kirche hielten mich deshalb für ein niedliches Mädchen. Elder Nielsen und Elder Rich gaben sich viel Mühe mit mir und blieben die ganze Zeit in meiner Nähe. Dieses erste Treffen hatte mich beruhigt, ich fand die Kirchenmitglieder sympathisch und ließ auch bald mein Klappmesser zu Hause. Sie behandelten mich mit Respekt, keiner beleidigte mich oder stellte mich infrage.

Fast jeden Sonntag stand ich früh auf, um zur Kirche zu gehen. Um neun Uhr begann die Versammlung der Priester, Schwestern, Jugendlichen und Kinder. Und natürlich mit dem Bischof der Gemeinde. Im Laufe meines langjährigen Kontakts mit der Kirche stellte ich fest, wie perfekt die Kirche in Deutschland organisiert ist. Die Mitglieder tragen selbstständig zum Ablauf der Veranstaltungen bei. Am Morgen wird erst gesungen, dann das Gebet gesprochen. Oder ist es umgekehrt? Ich habe keine Ahnung mehr! Den Mitgliedern werden Aufgaben zugeteilt und wichtige Anliegen werden besprochen. Darauf folgt die Aufteilung der Jugendlichen und Erwachsenen in die jeweiligen Klassen mit den Sonntagslehrern. Es gibt Tagesthemen, über die gesprochen wird, zum Beispiel menschliches Verhalten und Sünden.

Jeden ersten Sonntag im Monat wird in der Kirche eine Zeugnisversammlung abgehalten, bei der die Mitglieder die Möglichkeit haben, den anderen ihre Glaubensbezeugungen mitzuteilen. Ich verpasste die ersten beiden Sonntage, die auf einen Monatsanfang fielen.

Die Missionare freuten sich besonders auf diesen Tag. Ich verstand ihre Freude nicht und fand die Veranstaltung langweilig. Meine Langeweile verschwand, als ich den neuen Missionar Elder Kevin Stuck kennenlernte, der sich während der Versammlung zuvorkommend mit mir unterhielt. Wir spielten Tic Tac Toe und malten auf seinem Notizblock. Er fing mit einem Strich an und ich durfte den nächsten Strich ziehen, am Ende kamen unglaubliche Figuren daraus hervor. Und dann passierte es: Um elf Uhr begann das Abendmahl. Zuerst segneten sie Toastbrot und Leitungswasser. Anschließend verteilten die Priester das gesegnete Brot und das gesegnete Wasser an die Mitglieder. Mir wurde angeboten, davon zu nehmen, aber ich lehnte dankend ab. Die Zeugnisbekundung lief schleppend an, niemand wollte wohl als Erster vorne stehen. Aber nachdem die ersten Mitglieder den Mut gefunden und ihr Zeugnis vor der Gemeinde abgelegt hatten, folgten die anderen wie die Lemminge.

Elder Nielsen hatte uns bereits verlassen, er war zurück in Utah. Elder Christopher Rich mochte ich ja von Anfang an sehr, für mich war es ein regelrechter Schock, ihn vorne stehen zu sehen. Während er sein Zeugnis aussprach, überkam mich der Drang, ihn aus dieser Religion zu befreien. Ich ballte die Hände zu Fäusten und murmelte:

»Ich möchte ihn umbringen.«

Elder Stuck sah mich mit aufgerissenen Augen an.

»Was? Sharif? Was redest du da?«

»Er soll das da nicht machen!«

»Hmm … Komm schon, nimm es nicht so ernst. Wir reden später darüber, okay?«

Elder Stuck sollte mir all die Jahre über als guter Freund beistehen. Trotz allem. Sogar heute noch hält er mir die freundschaftliche Treue.

Meine Mutter fand nach ein paar Monaten heraus, was ich jeden Sonntag trieb, und verbot mir, in die Kirche zu gehen. Meine Schwester hatte mich verpetzt. Doofe Kuh.

Mit knapp siebzehn Jahren stand ich in Altona also wieder vor einem Mormonen, vor Elder Darren Jensen, der mir den Kopf verdrehte. Knapp sieben Jahre später wollte ich mich wieder der Kirche anschließen. Monatelang studierte ich mit Elder Darren Jensen und Elder Matt Patterson ausführlich das Buch Mormon und die Lehren ihrer Kirche. Die Missionare baten mich, über das Besprochene nachzudenken und Gott zu fragen, ob dies alles wahr sei. Ich besuchte wieder die Kirche, einige konnten sich sogar noch an mich erinnern. Zu ihrer Überraschung stellten sie fest, dass ich kein Mädchen, sondern ein heranreifender Mann war. Ich traf mich sehr oft mit den Missionaren, ich hatte ja kaum Freunde. Sie gaben mir Halt.

Nach vielen Monaten stellte ich Gott die alles entscheidende Frage: Soll ich Mitglied werden?

Ich erhielt eine Antwort. Um mich herum entstand eine intensive Aura. Mag dahingestellt sein, ob ich es mir einbildete, ich war ja monatelang stark beeinflusst worden. Die Missionare wollten mich unbedingt taufen und ich stimmte zu. Am 30. März 1997 sollte ich ein Mitglied der wahren Kirche werden.

Vor der Taufe musste ich ein Gespräch mit einem unabhängigen Mitglied der Kirche führen, in diesem Fall mit einem Missionar. Das Gespräch diente dazu, zu klären, ob ich mich an die Grundprinzipien und Gebote der Kirche halten würde. Mitglieder der Kirche Jesu Christi glauben nicht nur an Gott, Jesus Christus und den Heiligen Geist, sondern auch an einen lebendigen Propheten der Kirche. Es war am Anfang schwer für mich, zu akzeptieren, dass ein Prophet auf Erden leben soll. Es war auch nicht leicht, sich an die Gebote zu halten, aber ich gab mir alle Mühe. Der Missionar stellte mir Fragen zu meiner sexuellen Aktivität und meiner Orientierung. Da ich noch nie Sex mit einem Mann gehabt hatte, konnte ich mit gutem Gewissen antworten:

»Ich hatte noch nie Sex mit einem Mann und habe es auch nicht vor.«

Er fragte, ob ich masturbierte, und ich verneinte. Immerhin hatte ich schon seit Wochen nicht gewichst. Es dauerte meistens einen Monat, bis ich es nicht mehr aushielt. Mein Unterleib tat dann einfach zu sehr weh. Es kam dann etwas sehr Dickflüssiges raus, das aussah wie tote Spermien. Ich fühlte mich danach jedes Mal elend. Bei den Mormonen ist es zwar ein weniger schlimmes Vergehen, aber dennoch eine Sünde.

Nach dem Gespräch war ich bereit, mich taufen zu lassen und ein echtes ehrliches Mitglied der Kirche Jesu Christi der Heiligen der Letzten Tage zu werden.

Ich bekam weiße Taufkleidung und zog mich mit Elder Patterson um, der auch Taufkleidung erhalten hatte. Nervös stand ich in der Ecke. Er war nett zu mir und sagte:

»Du musst nicht nervös sein, Sharif, alles wird gut.«

Mir schlotterten die Knie.

»Elder Patterson, ich kann das nicht.«

»Sharif, keine Sorge, du bist so weit. Das ist nur die Aufregung.«

»Mir ist so heiß.«

Es klopfte sanft an der Tür und Maria, ein Mitglied der Kirche, betrat mit einem freundlichen Lächeln den Raum.

»Und wie fühlst du dich, Sharif?«

»Maria, ich bin ein Angsthase! Ich will wieder weg!«

»Ach, keine Sorge, das ist alles in Ordnung. Wenn du mir in die Augen schaust und mir sagst, dass du das wirklich nicht willst, dann kannst du noch absagen. Niemand wird auf dich sauer sein. Du hast die Wahl, du darfst entscheiden.«

Sie lächelte so herzlich, dass ich mich geborgen fühlte.

»Auf geht's, Elder Patterson!«

Wir gingen in das Untergeschoss der Villa, in der sich das Taufzimmer befand. Es wurde eine Zeremonie mit einem Lied aus dem Gesangsbuch und einem Gebet abgehalten. Anschließend gingen wir in das Becken. Elder Patterson drückte meinen ganzen Körper unter Wasser. Das Gewicht des Missionars lag auf mir, er drückte mich sekundenlang auf den Boden des Beckens. Obwohl die Wassertaufe ein wichtiger Moment ist, nahm ich sie fast emotionslos hin, ich kam mir ziemlich dumm vor. Wenigstens ist das Wasser nicht kalt, dachte ich mir. Als wir mit triefnasser Taufkleidung am Beckenrand standen, bezeugten zwei ältere Priester und zwei andere Missionare das Taufgeschehen. Danach konnten Elder Patterson und ich zurück in den Umkleideraum gehen. Eine weiße Trennwand stand zwischen uns, damit wir uns nicht nackt sahen. Wir sollten unsere Kleidung anständig und ohne sündige Blicke wechseln. In trockenen Anzügen gingen wir zurück ins Taufzimmer, in dem wir mit der

Gemeinde beteten und Lieder sangen. In dem Moment, als mir Elder Jensen den Heiligen Geist übergab, erlebte ich das intensivste Gefühl, das mir je widerfahren ist. Er legte seine Hände auf meinen Kopf. Auch die anderen Priester traten zu mir und legten ihre Hände auf meinen Kopf. Mein ganzer Körper vibrierte, reine Energie und Wärme breiteten sich in mir aus. Dieses Gefühl werde ich niemals vergessen. Ich weiß, dass es so etwas auch im Reiki gibt, eine Energieübertragung von einem Menschen zum anderen. Der Heilige Geist ist seit diesem Tag mein Begleiter, der mir immer den richtigen Weg zeigt.

Ich träumte in der Nacht davon, dass ich sterben und als Engel in den Himmel fliegen würde. Ich weiß manchmal ja selbst nicht, wieso mein Gehirn so reagiert, aber ich fand die Vorstellung schön, nach der Segnung mein Leben zu verlieren und zum geliebten Vater aufzusteigen.

Es ist natürlich nicht so passiert. Meine Mutter und meine Schwester waren strikt dagegen, dass ich mich einer Sekte anschloss, aber nach längerer Zeit akzeptierten sie die Mitgliedschaft. Sie dachten, dass ich dadurch wenigstens keine Selbstmordgedanken mehr hegen würde. Wie sie sich doch irrten... Selbst an diesem schönen Tag dachte ich daran, zu sterben. Was könnte es Besseres geben, als jetzt zu gehen?

Meine ersten Tage waren schön, ich trug noch wenig Verantwortung und wollte dem Ursprung der Kirche nachgehen. Einen Monat nach meiner Taufe hatte ich schon jedes Buch, das ich über die Mormonen hatte finden können, gelesen. Dabei lernte ich auch, dass die »Vielweiberei«, über die außerhalb der Kirche viel geredet wird, nicht mehr aktuell ist. Der Ursprung liegt angeblich im Bürgerkrieg, durch den viele Frauen ihre

Ehemänner verloren. Aber die Vielehen wurden später aufgehoben und verboten.

Es war mein Traum, mir den Tempel Square in Salt Lake City anzusehen und die Mitglieder in den USA kennenzulernen.

Im Mai 1997 erlaubte mir meine Mutter, in die USA zu fliegen, und finanzierte alles für mich. Ich beantragte ein Touristenvisum und plante, für zwei Monate in den Staaten zu bleiben. Die erste Reise konnte also beginnen.

Ein neuer Abschnitt meines Lebens sollte in Amerika starten.

Ich bin ein echtes Mitglied. Ich kann stolz sein. Oder etwa nicht?

Man kann seinen Nöten, Sorgen und Zwängen nicht davonlaufen, nicht in ein anderes gelobtes Land fliehen. Besonders nicht vor Selbstmordgedanken. Ich, Sharif hatte noch viel zu lernen.

DIE VEREINIGTEN STAATEN VON AMERIKA

In meiner Zeit in den USA erkannte ich, dass der Lebensstandard dort weit hinter dem europäischen hinterherhinkt. Ich erkannte, dass das Land der unbegrenzten Möglichkeiten in Wahrheit gar nicht so viele Möglichkeiten bot, zumindest nicht, wenn man nicht in Geld schwamm. Doch die Mentalität der Amerikaner beeinflusste mich, genauso wie mich die deutsche und die türkisch-iranische Mentalität beeinflusst haben. Ich habe auch viel von der deutschen und der türkischen Kultur übernommen, aber von der amerikanischen Kultur? Gibt es so etwas überhaupt? Abgesehen von Disco- und Pop-Musik? Okay, du wirst jetzt vielleicht sagen: Was für ein Banause! Der kennt sich nicht aus. Ja, recht hast du.

Zuerst gehe ich mal auf Deutschland ein, das ist für mich ein wahres Stehaufmännchen. Der Zweite Weltkrieg verwüstet dieses Land und hinterlässt gebrochene Menschen. Die Deutschen kommen fünfzig Jahre später noch nicht mit der Vergangenheit und sich klar. Die Kriegserlebnisse werden von Generation zu Generation weitergetragen, obwohl kaum drüber gesprochen wird. Gesprochen wird insgesamt nicht viel, aber die Ärmel werden hochgekrempelt. Die Trümmerfrauen, wie sie liebevoll genannt werden, haben sehr viel mehr für den Aufbau Deutschlands getan, als ihnen von den Männern anerkannt wird. In weniger als fünfzig Jahren hat dieses Land einen so hohen Lebensstandard und technologischen

Fortschritt erreicht. Dann diese unglaubliche Einladung an so viele Migranten und Migrantinnen aus Italien, Griechenland, Spanien, der Türkei und weiteren Ländern. Meine Hochachtung.

Mein Hamburg, mein Hamburg! Diese Hansestadt mit dem vielen Grün! Überall wuchern Gras, Büsche, Bäume, aus fast allen Winkeln, in fast allen Gassen und Straßen. Ein Mix aus Moderne und Geschichte: Landungsbrücken, Elbphilharmonie, Michaelis-Kirche, Alsterarkaden. Und der Hafen. Was für ein Hafen! Alster und Elbe geben der Stadt ein unverwechselbares Flair. Wer einmal Hamburg besucht hat, möchte am liebsten hier leben. Hamburg ist die schönste Stadt der Welt. Das ist nun einmal so. So sehen es die Hamburger und Hamburgerinnen.

In Deutschland haben wir gute Ausbildungschancen, um uns weiterzubilden. Ob nach der Schule oder nach der Arbeit. Studieren kann jeder, der ein Abitur vorweisen kann, ohne finanziell gleich in den Abgrund gestoßen zu werden. Man darf seine Meinung äußern, sofern man niemanden persönlich beleidigt. Natürlich gibt es auch Armut und Schwächen. Und Menschen, die wütend durchs Land ziehen und sich über Lügenpresse, Cancel Culture oder Wokeness aufregen.

Aber ich denke, dass man gemeinsam viel für ein gutes Leben und eine gute Gesellschaft erreichen kann. Ich wünsche mir besonders, dass meine ehemaligen Landsleute der türkischen Kultur weniger auf die Deutschen schimpfen und nicht auf den Boden spucken. Ich wünsche mir, dass sie sich benehmen und aufhören, andere zu bedrohen. Weil ich schwul bin, kann ich mich vor ihnen nicht normal bewegen. Ich bin ja selbst davon betroffen, ich werde ab und zu bedroht, kann mit Hans nicht Hand in Hand gehen.

Ich habe Wurzeln im Iran, doch ich kenne das Land kaum.

Nur zweimal war ich dort. Als Kind habe ich einen regelrechten Schock erlebt, ich dachte, ich wäre im Mittelalter gelandet. Beim zweiten Mal, Jahre später, war es anders. Das Land hatte einen unglaublichen Wandel erlebt. Ich staunte darüber, wie modern die Menschen geworden sind. Das Einzige, was ich wirklich aus dem Iran im Herzen trage, ist der Satz: *Toro dust daram.*

Ich habe dich lieb.

Die Reise in den Iran war sehr beschwerlich. Wir fuhren mit dem Auto, was sehr gefährlich war. Faruk bläute mir ein, vor fremden Menschen bloß nicht zu sprechen. Die Gefahr, für immer im Iran bleiben zu müssen, sei sehr groß. Ich kann schlecht beurteilen, ob das stimmte. Aber nachdem ich mehrere Hollywood-Filme über den Iran gesehen hatte, war meine Sicht auf das Land nicht mehr so vorurteilsfrei. Schade eigentlich. Die Kultur ist recht offen, die Menschen sind wissbegierig und daher sehr gebildet. Viele studieren und lernen Englisch und Deutsch, um eine gute Chance auf dem Arbeitsmarkt zu haben.

Die Türkei hat sich in den letzten fünfundzwanzig Jahren weiterentwickelt und den Sprung ins einundzwanzigste Jahrhundert geschafft. Istanbul, diese überfüllte Stadt mit Millionen von Menschen, die in völlig ungleichen Verhältnissen von Arm und Reich nebeneinanderleben. Noch 1988 waren die Straßen völlig verschmutzt, ein stinkender Müllwagen holte die Abfallberge ab, unter denen sich dickflüssige Pfützen gebildet hatten. Es hat so widerlich gestunken! Die Erinnerungen an die schrecklichen Plumpsklos haben sich in mein Gedächtnis gebrannt, nur mit viel Glück erwischte man eine Toilette mit Sitz. Als ein aus Deutschland stammendes Kind wurde ich wie ein Außerirdischer betrachtet. Ich hatte gute Spielsachen und brachte Schokolade in Hülle und Fülle mit. Der niedrige Lebensstandard in der Türkei war für mich bedrückend. Schon allein das Essen mit anderen Menschen war für mich schrecklich. Auf dem Tisch standen gerade einmal drei oder vier Gläser für ganze acht oder auch zwölf Familienmitglieder. Ich verlangte immer ein separates Glas und einen separaten Teller. Ich wollte nichts aus der Salatschüssel, in die jeder mit der Gabel hineinstach, die er vorher schon im Mund gehabt hatte. Ich wollte nicht aus einem Glas trinken, das sich auch drei andere an den Mund führten. Es hat mich innerlich geschüttelt bei dem Gedanken an die ganzen Viren und Bakterien.

Im Iran und in der Türkei zollt man den Erwachsenen Respekt, indem man ihnen die Hände küsst. In der Türkei spricht man Erwachsene nicht nur mit dem Vornamen an, sondern mit einem Zusatz, wie Onkel Hayri oder Tante Ayse. Ich war es aus Deutschland nicht gewohnt, so umständlich zu sprechen, und lehnte es ab. Man warf mir vor, ungezogen zu sein, aber ich erwiderte:

»Respekt muss man sich verdienen. Und Höflichkeit zeigt man nicht durch Händeküssen oder Onkel-und-Tante-Sagen. Man zeigt Höflichkeit, indem man nett zueinander ist.«

Meine Mutter entschuldigte sich immer für mein Verhalten.

Viele Menschen in der Türkei fühlen sich sehr schnell in ihrer Ehre verletzt, wenn man neutral über die Geschichte des Landes spricht. Sie lassen nichts über ihr Land kommen. Mit so viel Wut im Bauch lässt es sich schwer über Geschichte, Rechtssystem oder Politik diskutieren.

Ich verstehe das sehr gut, immerhin haben meine Eltern mich in dieser Kultur erzogen. Sie hat mich geprägt. Leider werde ich manchmal auch sehr schnell wütend. Ohne Grund. Und Hans kriegt es ab.

Am 12. Mai 1997 landete ich nach einem neunstündigen Flug in den Vereinigten Staaten. Am Flughafen von Minneapolis ging ich zur Passkontrolle und reichte dem Polizisten mit zitternder Hand meinen türkischen Reisepass. Mein Magen war flau und meine Knie waren weich. Ich konnte kaum Englisch sprechen und verstand noch weniger. Der Polizist studierte erst meine Papiere, dann mein Gesicht und bat mich, in einen anderen Bereich zu gehen. Dort stellte mir ein anderer Beamter viele Fragen, die ich kaum verstand. Mehrmals wiederholte er die Frage, ob ich arbeiten wollte, also gegen die Auflagen des Touristenvisums verstoßen würde. Nach einer gefühlten Ewigkeit voller Fragen und gestotterten Antworten gingen wir den Inhalt meiner beiden Koffer durch. Endlich durfte ich weitergehen. Bekam sogar ein Lächeln vom Polizisten.

Christopher, ein ehemaliger Missionar, den ich vor vielen Jahren in Hamburg kennengelernt hatte, hatte ich geschrieben, dass ich nach Amerika fliegen würde. Er wollte mich unbedingt am Flughafen von Minneapolis treffen, bevor ich weiter nach Salt Lake City weiterfliegen würde. Er nahm eine Fahrt von sechs Stunden auf sich, um mich zu sehen. Damals hatten wir kein Handy und ich war sehr aufgeregt. Dass das Treffen wirklich geklappt hat, kann ich heute immer noch nicht glauben. Christopher und ich unterhielten uns in einem Restaurant am Flughafen über die Zeit in Hamburg. Wir bestellten uns beide ein Burgermenu, das uns nach wenigen Minuten serviert wurde.

Als ich den Burger in die Hand nahm, um davon abzubeißen, drückten sich meine Finger so tief in das Weißbrot, dass ich ihn lieber mit Gabel und Messer aß, um ihn nicht zu zerquetschen. Ich war nicht sonderlich begeistert von meinem ersten amerikanischen Burger, aber dafür schmeckten mir die frisch zubereiteten French Fries enorm. Mein Aufenthalt in Minneapolis dauerte nur vier Stunden. Bevor ich mich von Christopher verabschiedete, schoss ich ein Foto von ihm. Anschließend flog ich weiter nach Salt Lake City. Kurz vor Mitternacht stieg ich aus dem Flugzeug. Steven Boddy, einer der ersten Missionare, die ich in Hamburg als Zehnjähriger kennengelernt hatte, holte mich mit seinem Truck ab.

Ich durfte bei Steven und seiner Familie übernachten. Seine Frau Alexandra begrüßte mich sehr freundlich und zeigte mir meinen Schlafplatz, ein blaues Sofa, auf dem ein Kopfkissen und eine Decke lagen. Als ich später mit meiner Kosmetiktasche ins Bad ging, erlebte ich eine Überraschung, ich hatte ja vorher noch nie eine amerikanische Toilette gesehen. Sie war bis zur Hälfte mit Wasser gefüllt. Im Stehen pinkeln konnte ich schlecht, das hätte man meilenweit gehört und ich hätte die Fliesen bespritzt. Also setzte ich mich hin und erkannte erst beim Scheißen den Vorteil dieser Toilette. Durch das Wasser schwimmen die Scheißstücke oben und kleben nicht an der Toilettenschüssel. Nach dem Zähneputzen schlief ich superschnell ein und erwachte am frühen Morgen davon, dass Steven sich für die Arbeit fertig machte. Was für ein Oberkörper! Von seiner Arbeit auf der Baustelle hatte er mit Anfang dreißig einen gestählten Körper bekommen. Ich lechzte danach, diese Muskeln zu berühren. Aber ich bin nicht schwul, ich muss unbedingt weggucken, dachte ich mir. Steven sagte noch:

»See you later.«
»Yes, see you.«

Ich versuchte, so gut es ging, mich mit Alex und ihren beiden kleinen Söhnen Taylor und Bradley zu unterhalten. Nach ein paar Tagen löste sich meine Zunge und es fühlte sich auf einmal wie das Natürlichste auf der Welt an, Englisch zu sprechen. Drei Tage später ließ Alex Taylor bei mir. Sie hielt eine VHS-Kassette hoch und sagte:

»You both can look a movie. Toy Story.«

Sie schaltete den Fernseher ein, platzierte Taylor auf das Sofa und fuhr mit Bradley zum Kinderarzt. Ich setzte mich neben Taylor und ließ seine Fragen zu Woody und Buzz über mich ergehen.

An meinem sechsten Tag in Salt Lake City ging ich mit einer Familie, deren Sohn zu der Zeit als Missionar in Hamburg war, ins Kino. Die Johnsons hatten einen Austauschschüler aus Hamburg bei sich aufgenommen, den ich an dem Abend kennenlernte. Obwohl ich mit der englischen Sprache warmgeworden war, freute ich mich darüber, dass ich mit Sven Deutsch sprechen konnte. Wir sahen uns »Liar Liar« mit Jim Carry in der Hauptrolle an und Sven übersetzte für mich ein paar Sätze, die ich nicht verstanden hatte. Es war ein schöner Abend. Ich hatte viel Spaß und entdeckte außerdem, wie köstlich das Eis von Häagen-Dazs schmeckt.

Die Johnsons luden mich zum Campen nach Nephi ein. Der Ort wurde nach einem Propheten des Buches Mormons benannt. Ich genoss die Nähe zur Natur, die frische Luft und die Gespräche unterm Sternenhimmel. Ich verstand mich gut mit Sven und teilte mir ein Zelt mit ihm. Am frühen Morgen konnte ich seinen Ständer unter seinem Schlafsack erblicken, aber ich fand ihn nicht besonders attraktiv.

Alex und Steven veranstalteten Spieleabende mit anderen Kirchenmitgliedern. Wir spielten Uno und Pictionary mit zwanzig Personen. Es war sehr gesellig und ich fühlte mich als ein fester Bestandteil dieser Runden, was nach den Jahren der Einsamkeit in Hamburg unglaublich guttat.

Bald kündigten sich die Pattersons an, die Familie von Matt, der mich getauft hatte. Sie waren sehr freundlich und unternahmen mit mir einen Ausflug nach Sandy, einer Stadt mit einem wunderschönen Blick auf die Wasatch Mountains. Ich war sehr glücklich darüber, dass ich meine Zeit in den USA mit so freundlichen Menschen verbringen durfte. Manchmal war es so schön, dass ich wieder daran dachte, dass es nun die perfekte Zeit wäre, um zu sterben.

Nach den ersten zwei Wochen holte mich Kevin Stuck ab und wir fuhren bis nach Pocatello in Idaho. Wir hatten in den vergangenen Jahren Kontakt gehalten und ich freute mich darauf, ihn nach der langen Zeit wiederzusehen. Er nahm mich in seinem kleinen roten Toyota mit und erzählte mir auf der Fahrt von seinem Studium. Er war kurz davor, seinen Abschluss zu machen, und wollte danach als Musik- und Deutschlehrer arbeiten. Seine Familie besaß in Pocci ein Studentenhäuschen, in dem ich für einen ganzen Monat bleiben durfte. Ich verbrachte die Vormittage mit Lesen und wartete nach dem Mittagessen darauf, am späten Nachmittag etwas mit Kevin zu unternehmen. Meistens gingen wir in die Kirche Jesu Christi. Er war dort Organist und übernahm viele Dinge, bei denen ich ihm half.

An einem Samstag hatte Kevin keine Zeit für mich, da er seine Eltern besuchte. Ich verbrachte den Tag im Studentenhaus, das bis auf Sam, einem anderen Bewohner, und mir leer war. Sam hatte mich auf dem Kieker. Ich glaube, er wusste mehr über meine Sexualität als ich selbst.

Nachdem ich im Gemeinschaftsbad geduscht hatte und mit einem Handtuch um meine Hüften die Tür zu meinem Zimmer öffnete, erschrak ich. Sam stand mitten in meinem Zimmer. Er trug nur eine Unterhose

»What the heck?!«

Ich starrte auf seinen behaarten Oberkörper und seine Unterhose, unter der sich sein halbsteifer Penis gegen den Stoff drückte. Sam hatte schon ein paar Mal Andeutungen gemacht, wenn wir alleine gewesen waren, aber da er immer behauptete, Vollblutmormone zu sein, habe ich ihn nie ernstgenommen. Nachdem ich mich aus meiner Erstarrung gelöst hatte, schickte ich Sam aus meinem Zimmer, der sich lachend trollte.

Eines Abends sah ich mir mit mehreren Leuten im großen Wohnzimmer des Studentenhauses einen Spielfilm an. Wir aßen Popcorn, tranken alkoholfreie Getränke und hatten eine Superstimmung. Ich genoss den Abend, bis mein Blick auf Sam neben mir fiel. Wir saßen auf einem kleinen Zweisitzer hinter den anderen, die gespannt den Film verfolgten. Ich riss die Augen auf, als ich im Halbdunkel erkannte, dass Sam mit seiner Hand an seinem Sack und seinem Schwanz spielte. Dabei warf er mir immer wieder Blicke zu. Wenn einer der anderen Jungs aufstand, um sich eine Cola zu holen, versteckte Sam seinen Ständer schnell in seiner schwarzen Jogginghose. Mir war richtig unwohl dabei, aber trotzdem bekam ich einen Ständer. Mir lief es heiß und kalt den Rücken herunter.

Was passiert hier gerade?

Ich wollte keinen Skandal heraufbeschwören, ich war immerhin nur kurz zu Besuch in dieser Gemeinschaft, aber Sam ekelte mich an. Er berührte mich mit seiner Hand und legte seinen Arm kumpelhaft um meine Schultern, um mich näher an sich zu drücken. Als der Film endlich vorbei war, stand ich auf und ging schnell auf die Toilette. Ich wusch mir das Gesicht mit kaltem Wasser ab. Ich fühlte mich dreckig und hundeelend. In diesem Moment wollte ich sterben. Ich wusste danach, dass nicht alle Mormonen gute Christen sind.

An meinem vorletzten Tag in Pocci lud ich Kevin und seine Freundin Rebecca zum Essen ein. Wir gingen in ein Restaurant in der Altstadt, in dem wir Riesenburger mit Pommes aßen. Kevin und Rebecca teilten sich einen Burger, den sie in winzige Happen schnitten.

»Huch, I just did it. Yeah!«, stieß ich hervor, lehnte mich zurück und strich mir über den Bauch. Alles aufgegessen. Anschließend fuhren wir in Kevins rotem Toyota an den Snake River, um dort spazieren zu gehen. Nie werde ich den Anblick der untergehenden Sonne vergessen, der Himmel färbte sich gelb, orange und rot. Die Farben, die ich so nie wieder in meinem Leben gesehen habe, schimmerten auf dem dunklen Wasser, in dem die Sonne langsam versank.

Am nächsten Tag fuhr Kevin mich zurück nach Salt Lake City, wo ich die letzten zwei Wochen meines Urlaubs bei Steven und Alex verbrachte. Kurz vor meiner Abreise kam Elder Darren Jensen von seiner Mission zurück nach Utah und ich war sehr glücklich, dass ich ihn noch sehen konnte.

»Hey, kleiner Sharif, bleib ganz ruhig. Sei mutig, okay?«

Ich lag angespannt auf der Liege und nickte. Meinen Blick heftete ich starr an die Decke.

Es war das erste und einzige Mal, dass für mich ein riesiges Fest in Istanbul ausgerichtet wurde. Es sollte mein Sommerurlaub sein. Meine Familie hatte für mich festliche Kleidung in Blau und Weiß gekauft, dazu Königsschmuck, einen geschmückten Hut und einen Stab. Ich habe die Schuhe geliebt, sie waren strahlend weiß. Es wurden Einladungen an vierhundert Menschen verschickt.

Und nun lag ich in diesem Raum und hörte vom Arzt, dass ich ganz mutig sein sollte.

Meine Mutter wartete vor dem Operationssaal. Sie hatte für den Aufenthalt im Krankenhaus bezahlt, damit alles in bester Ordnung ablief, und nicht, wie sie das oft erlebt hatte, auf einer Feier umgeben von Hunderten Gästen. Sie wollte nur die besten Ärzte für ihren Sohn und bezahlte über zweitausend Deutsche Mark dafür.

Der Arzt legte mir seine schwere Hand auf meine Schulter und schaute mir in die Augen.

»Ich möchte dich bitten, jetzt mit mir zu zählen, ja? Bist du bereit?«

Ich zitterte vor Angst. Der Arzt, der von der europäischen Seite Istanbuls extra ins Krankenhaus in Maltepe gefahren worden war, hielt die Betäubungsspritze in der Hand. Wie sollte ich denn mit der Beißschiene im Mund zählen?

»Also los. Wir machen das gemeinsam. Und jetzt.«

»Eins.«

»Eins.«

Die erste Spritze mitten in die Eichel. Mein Körper zuckte heftig zusammen, ich kämpfte mit aller Macht. Meine zehn Onkel, die um mich herumstanden, hielten meine Arme, meine Beine und meinen Kopf fest.

»AAA...! Es tut so weh! ANNE, ANNE, BENI KURTAR.«

Mama, hilf mir!

»Los, Sharif, zwei.«

»Zw...«

Der zweite Stich in die Vorhaut.

»AAA! BITTE! AUFHÖREN! ANNE, ANNE!«

»Drei.«

»ANNE, ANNE! NERDESIN, NERDESIN, BENI KURTAR.«

Mama, Mama! Wo bist du nur?! Rette mich!

Nach der zehnten Spritze in meinen Penis sagte der Arzt:

»Sharif, es ist alles gut, es ist schon vorbei, ein ganz guter Schnitt.«

Ich fühlte mich überhaupt nicht gut, ich fühlte mich verraten von meiner Mutter, von meinem Vater, von meinen Onkeln. Sie alle hatten mir vor der Beschneidung gesagt: »Du willst doch ein Mann sein. Wenn du nicht beschnitten bist, bist du kein Mann.«

Ich ließ die Kamillenbäder über mich ergehen und die Salben, die auf meinen schmerzenden Penis aufgetragen wurden, wie erniedrigend vor meiner Familie, ich hatte manchmal einen fest erigierten.

Jahre später verglich ich mich mit anderen Männern, die einen Beschnittenen hatten, und fand, dass meiner schöner aussah, der Arzt hat gute Arbeit geleistet. Ich bin meiner Mutter dankbar, dass sie die teure Operation bezahlt und den besten Arzt der Türkei besorgt hat. Einige Männer waren echt von meinem Penis begeistert, weil er einfach schön aussieht. Vielleicht verwundert das, aber es gibt Männer, die leider einen hässlichen Penis haben. Aber es gibt echt Schwänze, die wunderschön aussehen können. Durchschnittlich siebzig Prozent der Amerikaner sind beschnitten, es kommt auf den Bundesstaat an, in einigen sind es sogar bis zu neunzig Prozent.

Im Jahr 1998 flog ich zum zweiten Mal in die USA. Die meiste Zeit verbrachte ich bei einer Familie mit fünf Kindern, die in einem Haus in American Fork wohnte. Mein Englisch verbesserte sich, ich schloss später sogar einen American-College- und einen TOEFL-Test mit guter Note ab. Ich war oft in der Bücherei der Stadt und lernte dort die Mitarbeiterin Eliza George kennen, mit der ich mich schnell anfreundete. Sie besaß ein Auto, mit dem wir viele Ausflüge unternahmen. Ich genoss die ausgelassenen Stunden mit ihr. Vor ihr konnte ich über meine Vergangenheit und meine Gefühle reden. Während meiner Zeit in American Fork verguckte ich mich in Brian. Oh Gott, Brian, ein richtiger Marine-Typ. Immer wenn ich sein weißes Auto auf der Straße entdeckte, bekam ich feuchte Hände.

Ich wurde nicht einmal schlecht behandelt. Fast fühlte es sich komisch an nach den ganzen Jahren der Erniedrigung. Aber der Tod war immer bei mir, weil die Glückseligkeit mich erdrückte. Ich zweifelte oft an mir. Ich wollte der Kirche angehören, aber ich konnte es nicht lassen, mir den einen oder anderen Mann länger anzuschauen.

Weil mir nach einiger Zeit das Geld ausging, flog ich zurück nach Hamburg. Die Erfahrungen, die ich in den Vereinigten Staaten gesammelt hatte, beflügelten mich und eröffneten mir eine neue Sichtweise auf mein Leben.

Auf meinem Rückflug nach Deutschland saß neben mir ein Mann, den ich als sehr angenehm empfand. Bald schlief ich ein und träumte von ihm. Er küsste mich, leckte meinen Hals, knabberte an meinen Ohren und sagte die schönsten Worte:

»Du gehörst mir.«

Durch die Landung wachte ich abrupt auf, mit einem Ständer und einer angefeuchteten Unterhose. Zum Glück konnte man nichts sehen. Ich versank im Gefühlschaos.

Wäre ich doch mit dem Flugzeug abgestürzt. Ich will das nicht fühlen, nie wieder. Ich will nicht an Männer denken.

Gülbebek holte mich vom Flughafen ab. Sie umarmte mich so fest wie schon lange nicht mehr. Auch meine Mutter küsste mich zu Hause und nahm mich in ihre Arme. Sie wollte mich nicht mehr loslassen. Damit retteten mich Gülbebek und Sarigül aus meinem Chaos.

WIEDER HAMBURG

Zurück in Hamburg fiel ich in eine leichte Depression. Neben meiner Sehnsucht nach dem Tod, musste ich mit der Sehnsucht nach Amerika klarkommen. Ich besuchte oft die Kirche in Hamburg, da sie mich an meine Zeit in Amerika erinnerte und die Leute dort mir Trost spendeten. Als ich an einem Sonntag in der Villa saß und darauf wartete, dass auch dieser Tag ereignislos vorbeiziehen würde, sagte ich zu einem der Missionare:

»Mein Leben ist langweilig, ich schaffe nichts. Ich bin ein Versager.«

»Ich bin es LEID, Sharif! Du hast alle Chancen und Möglichkeiten von Gott bekommen, um dein Leben zu leben! Und was machst du? Du ruhst dich aus. Nun pack dein Leben an und mach endlich etwas daraus. Du bist zu stolz geworden! Sharif, wenn du bis morgen nicht mindestens zehn Bewerbungen geschrieben hast, spreche ich nicht mehr mit dir.«

Ich sah ihn kurz ungläubig an, doch sein unerbittlicher Blick brachte mich dazu, den Kopf zu senken und zu sagen:

»Okay, okay, ich habe es verstanden.«

»Du musst die Talente, die Gott dir gegeben hat, nutzen, sonst werden sie dir am Ende genommen. Los, Sharif, du schaffst das. Ich glaube an dich.«

Vielleicht war das der Arschtritt, den ich gebraucht habe.

Ich setzte mich zu Hause an den Tisch und schrieb mehrere Bewerbungen. In den Zeitungen fand ich mehrere Ausschreibungen, aber jedes Mal erhielt ich eine Absage.

Frustriert saß ich wieder in der Villa und sagte zum Missionar:

»Die sagen mir nur ab, weil ich Sharif heiße und nicht Jürgen. Die wollen keinen Ausländer. Das sind solche Idioten.«

Der Missionar legte seine Hand auf meine Schulter und sagte:

»Sharif, du suchst die Schuld bei den anderen. Du musst beten.«

Ich versuchte es mit besseren Bewerbungsmappen, kaufte gutes Papier und ließ neue Lichtbilder von mir machen, um meine Chancen auf dem Ausbildungsmarkt zu erhöhen. Doch die Absagen trudelten weiterhin in meinen Briefkasten. Frustration, Hilflosigkeit und Resignation machten sich in mir breit. Die Gefühle der Vergangenheit holten mich ein. Ich war fest davon überzeugt, dass ich nicht gut genug war.

»Und, Sharif, hast du endlich einen Ausbildungsplatz?«

»Leider nein, es sieht nicht gut für mich aus.«

Der Missionar legte seine Hand auf meine Schulter und führte mich in den Kirchenraum.

»Komm, Sharif, wir beten gemeinsam.«

»Was?«

Er schloss seine Augen und da ich seine Gefühle nicht verletzen wollte, schloss ich ebenfalls die Augen. Ich spürte, dass er mir näherkam. Wir standen Schulter an Schulter nebeneinander, er legte seinen Arm um mich. Mit tiefer Stimme sprach er:

»Lieber Gott, wir danken dir für dieses Leben. Ich bitte dich, gib Sharif eine Chance auf dem Arbeitsmarkt, er hat so viel geopfert. Er ist ein gutes Mitglied. Sharif wird sich viel Mühe geben und sich an die Gebote der Kirche halten. Er braucht deinen Segen. Ich danke dir für all unsere Möglichkeiten. Und ich sage das in großem Glauben an dich. Ich weiß, dass du viel Gutes für uns tust. Gib Sharif den Glauben an sich zurück. Und ich sage das im Namen Jesu Christi. Amen.«

»Amen.«

Nun ja, die Wege des Herrn sind unergründlich. Beim nächsten Vorsprechen im Arbeitsamt saß ich einer Mitarbeiterin gegenüber, die einen iranischen Ehemann hatte.

»Ich darf dich duzen?«

»Ja, okay.«

»Interessant, deine iranische und türkische Abstammung. Ja, mein Mann kommt aus Isfahan. Er hatte keinen leichten Start in Deutschland. Du hast doch Supernoten. Ich habe da vielleicht etwas Passendes für dich.«

Sie drückte mir einen Antrag zur Ausbildungsförderung zum Speditionskaufmann in die Hand.

»Wie ist dein Englisch?«

»Ich habe acht Monate in den USA gelebt.«

»Na, das müssen wir betonen. Die Bewerbung muss sofort geschrieben werden.«

Drei Tage, nachdem ich meine Bewerbung abgeschickt hatte, saß ich bei meinem ersten Vorstellungsgespräch. Ich war so nervös, dass ich mich oft verhaspelte. Die härteste Frage für mich lautete:

»Warum wollen Sie Speditionskaufmann werden?«

Ich wusste nicht, was ich antworten sollte. So horchte ich in mich hinein und sagte die Wahrheit:

»Ehrlich gesagt, wäre ich über jede Ausbildung froh. Ich möchte arbeiten und werde alles dafür tun.«

Zwei Wochen später erhielt ich den Anruf:

»Herzlichen Glückwunsch, wir nehmen dich auf.«

»Oh! Vielen, vielen Dank!«

Meine Mitauszubildenden waren etwas älter als ich, aber wir verstanden uns gut. Ein ehemaliger Speditionskaufmann, der sich viel Mühe mit uns gab, lernte uns an. Wir lernten, wie wir Güter beförderten, natürlich erst einmal nur in der Theorie, aber sie wurden wie echte Güter behandelt. Unser Ausbilder brachte uns die einzelnen Arbeitsschritte bei und gab uns drei Aufträge pro Tag auf. Am Anfang erledigte ich mit meinen Mitauszubildenden bis zu zehn Aufträge am Tag. Wir versuchten uns gegenseitig auszustechen und zu beweisen, wer die Aufträge schneller und besser erledigen konnte. Dabei waren wir so auf den Taschenrechner angewiesen, dass wir nicht einmal hundert durch vier teilen konnten. Wir lachten und nahmen beschämt den Taschenrechner zur Hand:

»Oh Gott, wie peinlich! Natürlich ist das fünfundzwanzig!«

Die Ausbildung verlief nicht ohne Komplikationen. Ich verliebte mich in einen Staubsauger. Nun ja, keinen echten Staubsauger, aber in einen Typen, der einmal den Teppich hatte absaugen müssen, und daraufhin den Spitznamen von mir bekommen hat. Ich wurde immer so nervös neben ihm. Ich kannte mich nicht aus, wusste nicht, wie man sich in dieser Situation benehmen sollte, noch dazu in einer Firma. Aber ich gab meinen Gefühlen keinen Raum. Immer wenn er in meine Nähe kam, düste ich ab. Schon wenn er nur »Hallo« oder »Mahlzeit« gesagt hat, bin ich innerlich gestorben, weil er mit mir gesprochen hat.

Aber, Sharif, das ist nicht erlaubt. Du bist Kirchenmitglied!

Nach sechs Monaten sollten wir uns um einen Praktikumsplatz bemühen, um uns damit für eine Übernahme zu qualifizieren. Eine Mitarbeiterin der Ausbildungseinrichtung half mir beim Bewerbungsschreiben. Sie drückte mir ein Stellenangebot in die Hand und sagte:

»Da möchte ich dich hinbringen. Ich sehe sehr gute Chancen.«

Wir stellten meine Bewerbung fertig und ich reichte sie bei der renommierten Firma Rohde & Liesenfeld in Hamburg ein.

Es war ein voller Erfolg. Zum ersten Mal erhielt ich eine Zusage. Noch heute bin ich der Mitarbeiterin der Ausbildungseinrichtung und der Personalerin, die mich damals eingestellt hat, sehr dankbar.

Einen Monat später begann mein vierwöchiges Praktikum. Nun bekam ich zu spüren, was es bedeutete, zu arbeiten. Ich übernahm Verantwortung und lernte Pflichtbewusstsein. Ich musste Hemd, Krawatte und Stoffhosen anziehen, keine ausgelatschten Straßenschuhe, sondern Lederschuhe, die ich sehr pflegte. Beim Kauf der Schuhe hatte ich Angst, dass ich Schmerzen an den Füßen bekommen würde, doch die Verkaufsberaterin sagte mir:

»Sie müssen Geld investieren, dann werden die Schuhe auch nicht drücken. Diese sind ideal. Mit weichem Leder. Nach dreißig Minuten werden Sie diese heißen Schuhe nicht mehr spüren.«

Ich legte zweihundertfünfzig Mark auf den Tisch, aber meine Füße dankten es mir.

Ich weiß nicht, ob es nun an Gott oder an meinen Glücksschuhen lag, aber nach meinem Praktikum wurde ich übernommen und war nun offiziell Auszubildender. Man schickte mich in die Import-Abteilung zu einem lockeren bunten Haufen. Hier waren kein Hemd, keine Krawatte und keine edlen Schuhe nötig, man kleidete sich leger.

Und dann traf ich Gustav. Oh mein Gott, diese braunen Haare und dazu grüne Augen! Ein Mann zum Dahinschmelzen. Ich merkte sofort, dass er mir gefiel. Aber wie scheiße war das bitte?! Ich wollte nur meine Ausbildung machen und was tat ich? Ich hatte nur Gustav im Kopf! Er war mein Ausbilder und nur wenig älter als ich. Wir aßen oft zusammen Mittag und er behandelte mich so gut. Er hatte eine sehr hübsche Freundin, verdientermaßen, dachte ich damals. Einmal sind wir zum Squashspielen gegangen, wobei ich unter der Dusche immerhin einen Blick auf seinen Knackarsch werfen konnte.

Ich bin nicht schwul. Ich bin nicht schwul!!! Verstanden, Sharif?!

Im ersten Jahr bei der Firma Rohde & Liesenfeld war ich motiviert, das zweite war für mich eher zäh. Ich verkürzte meine Ausbildung auf zwei Jahre und zwei Monate und bestand die Prüfung zum Speditionskaufmann mit einem guten Befriedigend. Ich schickte Bewerbungen raus und bekam einen gut bezahlten Arbeitsplatz am Flughafen Hamburg, wo ich Seefrachtsendungen bearbeitete. Welch Ironie. Ich arbeitete am Hamburger Flughafen, erledigte aber Seefrachtsendungen.

VERLIEBT SEIN

Irgendwann erwischt es jeden: die erste Jugendliebe oder die große Schwärmerei. Schmetterlinge im Bauch und ein leichtes Kribbeln auf der Haut, sobald man die Person um sich hat. Heiß und kalt, positive und negative Emotionen spiegeln sich in einem wider. Man reagiert schneller aggressiv auf die Umwelt. Freude kann sich blitzartig in Trauer wandeln und vice versa.

Meine erste Kinderliebe war kein Junge, sondern ein Mädchen aus der Schule. Mit ihren langen schwarzen Haaren und ihren haselnussbraunen Augen verdrehte sie mir den Kopf. Es wurde ja so erwartet, dass Jungs für Mädchen schwärmen, also spielte ich bei diesem Spiel mit. Wer kann schon mit acht Jahren sagen, was und wen man eigentlich wirklich möchte?

Natürlich gab es Christopher von der Kirche Jesu Christi, in den ich mich mit zehn Jahren verliebte. Oder Marc vom Badminton. Damals war ich zwölf.

Niemand stirbt an einem schlechten Gefühl, aber vielleicht war Sertab unsterblich verliebt und starb an einem gebrochenen Herzen?

Ich habe dir schon einmal von Sertab erzählt, der Tochter dieses schrecklichen Bekannten meines Vaters.

Ihre Liebe zu einem Jungen war sehr stark, sie hätte alles für ihn getan und opferte sich für ihn auf. Er hatte ein leichtes Spiel mit ihr, er musste nicht um sie kämpfen. Sie war noch so jung und hoffte, dass er sie heiraten würde. Aber durch ihre Anhänglichkeit und ihre Schwärmerei fiel sie tief im Ansehen. Der Junge unternahm zwei Jahre lang viel mit Sertab und verbrachte seine Zeit mit ihr, was sie als großes Glück empfand. Doch nach einem Schicksalsmoment war Sertab nicht mehr die Gleiche. Er verlangte das letzte Opfer von ihr. Er wollte sie, sie tat es aus Liebe zu ihm. Er nahm und entjungferte sie.

Das Opfer war zu groß, ihr Traum verwandelte sich in einen Albtraum. Aus seiner Sicht war Sertab nun beschmutzt. Er wollte nur eine Jungfrau zur Ehefrau nehmen.

»Du bist eine Hure! Ich kann dich nicht heiraten. Du schläfst mit jedem!«

»Nein! Ich habe es aus Liebe zu dir getan!«

»Du lügst! Du würdest jeden Mann nehmen, jetzt, da du eine Hure bist.«

Sertab ging aus dem Haus und blieb drei Tage auf einer Parkbank sitzen. Ohne Essen, ohne Schlaf. Sie klappte einfach vor Erschöpfung zusammen und fiel auf den Boden.

Sie kam in eine Psychiatrie. Als ich Sertab drei Jahre später traf, erkannte ich sie nicht wieder. Sie musste starke Medikamente nehmen. Ihre strahlenden blauen Augen waren glasig geworden, ihr langes blondes Haar hatte sich in kurze stumpfe Zotteln verwandelt. Sie redete nicht mehr wie die alte Sertab. Sie konnte nie wieder arbeiten, nie ihren Traum, als Visagistin zu arbeiten, verwirklichen. Dabei hatte sie so gut frisieren, stylen und schminken können.

Für einige Mädchen und Frauen aus der Bekannt- und Verwandtschaft stand fest: Sertab ist dumm. Wie konnte sie einfach mit ihm ins Bett gehen?

Für mich ist eindeutig der Junge schuld. Er hat sie gedrängt und dann abgewiesen. Er müsste sich Hunderte Mal bei ihr entschuldigen. Es war für mich sehr schlimm, mit anhören zu müssen, wie sie die arme Sertab verurteilten. Man stutzte dem farbenfrohen Vogel die Flügel und warf ihn in den Schlamm. Sertabs Seele wurde ihr entnommen.

Einmal im Monat besuchte ich zusammen mit Bruder Hans Elke, eine liebe Frau, bei der wir einen Heimlehrabend durchführten. Der Heimlehrabend diente dazu, den Glauben der Mitglieder zu stärken. Hier konnten wir Fragen stellen, über unsere Gefühle und Sorgen sprechen und unsere Wünsche äußern. Bei Elke herrschte eine angenehme friedliche Atmosphäre. Das, worüber wir sprachen, ging über das Normale hinaus. Ich empfand ihr gegenüber eine große Sympathie. Schon am ersten Heimlehrabend hatte ich ihr meine Telefonnummer gegeben und sie rief mich am nächsten Tag an. Für mich war es neu, länger als eine halbe Stunde zu telefonieren, aber sie verlängerte das Gespräch immer wieder mit neuen Themen und im Nu waren drei Stunden vergangen. Wir waren richtige Quasselstrippen, ich noch mehr als Elke. Wir redeten über alles, über unsere Kindheit, unseren Weg in die Kirche und über unsere Gedanken zum Glauben. Irgendwann fragte sie mich geradeheraus:

»Bist du schwul?«

Ich zögerte ein paar Sekunden zu lang. Dann nahm ich meinen Mut zusammen und antwortete:

»Ich weiß es nicht. Ich verspüre schon ein Gefühl für Männer. Ich habe auch sexuelle Fantasien mit Männern.«

Warum sage ich so was? Ich bin total doof! Schon wieder sage ich einfach, was ich denke, und das kann gegen mich verwendet werden. Ich werde es nie lernen!

»Ich verstehe dich, Sharif. Keine Sorge, ich sage nichts in der Kirche. Es ist bestimmt nicht einfach für dich.«

»Danke. Es ... es ist wirklich nicht einfach.«

Für mich war es eine große Erleichterung, mit jemandem über meine Gefühle sprechen zu können. Vor Elke musste ich mich nicht mehr verstecken und konnte darüber, was mich immer so verwirrte, sprechen. Nun, als Kirchenmitglied, ob nun hier in Deutschland oder in Amerika, war die Verleugnung meiner Sexualität zur Normalität geworden. Aber Gott weiß ja, dass ich es schwer habe, eine Beziehung mit einer Frau einzugehen, sagte ich mir. Zusammen mit Elke konnte ich die Last, die auf meinem Herzen lag, besser tragen. Zwischen uns entstand eine tiefe Freundschaft. Unsere Gefühle füreinander verstärkten sich, Elke war mein Ein und Alles. Wir waren nicht auseinanderzubringen. Viele Mitglieder der Kirche ordneten unsere Beziehung als Techtelmechtel ein, weil wir uns ab und zu an den Händen hielten oder sie mir über die Wange strich. Sie sehnte sich nach Körperkontakt, was ich als unschuldig empfand. Wir schauten uns zusammen »Bambi« an und lachten, als ein Häschen dem anderen Häschen mit dem langen Ohr zuwinkte, was wir anschließend nachmachten. Unschuldig. Aus Vorsicht haben wir die Grenzen nicht überschritten, dabei fehlte immer nur ein klein wenig, um den letzten Schritt zu gehen.

Ich lud Elke zum Silvesterabend zu meiner Familie ein. Wir wollten zusammen die Jahrtausendwende erleben. Meine Mutter und meine Schwester waren von Elke ganz angetan, auch wenn sie ein paar Jahre älter war als ich. Ich brachte sie nach unserer kleinen Silvesterfeier nach Hause. Auf dem Weg zu ihrer Wohnung umfasste Elke meine Hüfte und legte ihre Hand an den Ansatz meines Pos. Ich fühlte mich wohl und dachte mir nichts dabei. In ihrer Wohnung führte sie mich in ihr Schlafzimmer, sie half mir aus der Hose, zog meinen Pullover aus und küsste mich auf den Mund. Ich stand in T-Shirt, Unterhose und schwarzen Socken vor ihr und küsste sie zurück. Wir ließen uns in ihr Bett fallen und streichelten uns. Mir wurde heiß.

Mist, was läuft hier gerade? Wir sind Mitglieder der Kirche!

Ich war noch nicht bereit und sagte:

»Komm, lass uns schlafen.«

Elke sah mich enttäuscht an.

»Okaaay …«

Am frühen Morgen wachte ich mit einem Morgenständer auf und war megageil, musste aber gleichzeitig pissen. Ich ging ins Bad und legte mich anschließend ins Bett, wo ich Elkes Hals küsste. Ich ging runter, küsste und streichelte ihre schönen Brüste. Elke stöhnte auf, mein Inneres begehrte sie. Sie erwachte mit einem Lächeln, öffnete ihre Beine und ich legte mich auf sie. Wir liebten uns für einen langen Zeitraum, irgendwann meinte Elke erschöpft:

»Wow, der ist immer noch hart.«

Ich dachte, das wäre normal, aber ich liebte Elke nun einmal auf freundschaftliche Art, ich war zu befangen, konnte mich nicht in der Leidenschaft auflösen. Elke brachte mich dann mit der Hand zum Orgasmus, und ja, ich fand es wunderschön.

Meine männlichen iranischen und türkischen Verwandten hätten gesagt:

»Nun bist du endlich ein Mann.«

Ja, ich wurde entjungfert, es war mein erster richtiger Sex. Mit einer Frau.

Elke war so mutig. Sie ging am nächsten Sonntag zum Bischof und erzählte ihm, dass wir Sex vor der Ehe gehabt hatten. Ich wurde zum Bischof zitiert, der grinsend sagte:

»Ich bin überrascht, mit einer Frau.«

Es kränkte mich, dass er vermutet hatte, ich würde auf Männer stehen. So ein Arschloch. Wie erniedrigend! Warum denken das alle? Ich habe doch meinen Mann gestanden, bei einer Frau. Ich verstand die Welt nicht.

Elke und ich erlegten uns strikte Maßnahmen auf. Kein Händchenhalten mehr, keine Liebkosungen, nichts mehr. Der Bischof hatte uns streng getadelt. Wir waren aufeinander wütend, machten uns gegenseitig Vorwürfe:

»Du hast es getan.«

»Nein, du hast mich dazu angestiftet.«

Wie Teenager stritten wir miteinander. Danach weinten wir und trösteten uns gegenseitig, wobei wir wieder versucht waren, uns zu berühren.

»Wollen wir heiraten?«

»Ich weiß es nicht, Sharif. Sind wir denn dazu bereit? Du machst gerade deine Ausbildung, du bist ja noch ein Kind.«

»Ein Kind?«

»Du bist doch noch so jung.«

»Ach, vergiss es. Es ist alles okay. Komm, lass uns einen Film schauen.«

Zufällig machte Elke den Film »Yentl« an, mit Barbra Streisand und Mandy Patinkin, ’nem ziemlich heißen Kerl. Der Film elektrisierte mich. Barbra mimte einen Mann, schnitt sich die Haare ab und gab sich als Talmut-Schüler aus. In einer Szene schwammen Männer nackt im Wasser, man sah schemenhaft ihr Gemächt, und ich sagte gedankenlos:

»Puh, der Typ ist aber heiß.«

Elke stellte den Film auf stumm, boxte ins Sofakissen und stand auf.

»Sharif. Es ist vorbei. DU ARSCH!«

»Was ist, Elke? Warum schreist du so?«

»WEIL DU VERDAMMT NOCH MAL SCHWUL BIST!«

Ich stand auf.

»ICH BIN NICHT SCHWUL!«

»MACH DIR DOCH NICHTS VOR. DU MUSST MAL ORDENTLICH GEFICKT WERDEN, VON EINEM MANN, BIS DU STERNE SIEHST. DU ARSCHLOCH.«

Sie zeigte mit dem Finger in mein Gesicht:

»Bist du dir ganz sicher, dass du nicht schwul bist?«

Ich zögerte.

»Na, sag schon!«

»Moment, Elke, ich denke darüber nach.«

»DA GIBT ES NICHTS NACHZUDENKEN. MAN WEISS ES EINFACH! DU BIST SCHWUL.«

»NEIN, DAS WEISS MAN NICHT.«

Ich wendete den Blick ab.

»Oder doch?«, murmelte ich. »Ich *weiß* es nicht.«

»Was hast du gesagt?«

»Elke, du tust mir weh. Ich bin Mormone, ich bin verwirrt.«

Mir kamen die Tränen. Elke stand mit gesenktem Kopf vor mir, sie stemmte die Hände in die Hüften. Tränen rannen über ihr Gesicht und fielen auf den Teppich. Ich schnappte nach Luft, konnte nicht mehr atmen, hatte Panik, schreckliche Panik. Alles prasselte auf mich ein.

Ich bin ein Versager, eine Tunte, bin der Schwule, die Schwuchtel, wie alle gesagt haben.

Ich sackte zusammen und schluchzte.

»Hilf mir, Elke! Bitte, hilf mir.«

Elke kniete sich neben mich und nahm mich in die Arme.

»Hey, hey, alles ist gut, Sharif, alles ist gut.«

Ich zitterte, holte tief Luft, mein rechtes Bein zuckte.

»Hilf mir, Elke.«

Sie streichelte meinen Kopf und meinen Rücken, wiegte mich in ihren Armen.

»Mach dir keine Sorgen, Sharif. Wir kriegen das hin. Ich liebe dich so, wie du bist.«

Sie küsste mich ein letztes Mal auf den Mund, danach berührten sich unsere Lippen nie wieder.

Das Gespräch arbeitete lange in mir. Irgendwann meldete ich mich im Internet in einem Schwulen-Portal an. Das Internet war noch recht neu für mich. Ich hatte in den USA zwar den Umgang damit gelernt, aber die ersten Schwulen-Portale, die es gab, konnte man nicht gerade user friendly nennen. Außerdem war es unheimlich kostspielig. Aber ich wollte nun einmal schwule Männer kennenlernen. Also begab ich mich neben meiner Ausbildung und meinen Pflichten als Mormone auf die Suche nach Männern. Ich wollte mich nicht mit ihnen treffen, um mit ihnen Sex zu haben, ich wollte mit ihnen sprechen.

Das Profil von Alex9inches aus Kanada hatte es mir angetan, ich musste laut lachen, als ich seinen Profilnamen las, und dachte mir, meine Fresse, 23 Zentimeter, das ist ja brutal groß. Ich nahm all meinen Mut zusammen und schrieb ihm:

I never believe you got a 9 inch cock.

Seine Antwort:

Come here and I will show it to you.

Und ich fragte einfach nach seiner Adresse, die er mir direkt schickte: Er wohnte nur zehn Minuten von mir entfernt. Es war später Sonntagabend, aber ich schnappte mir meine Jacke, ging zu der Adresse und klingelte.

Ein Mann mit Fünftagebart öffnete die Tür:

»Hi, I am Alex, come in.«

Ich lächelte und betrat selbstbewusst seine Wohnung. Kaum hatte er die Tür geschlossen, verließ mich mein ganzer Mut und ich bekam Muffensausen. Meine Hände waren zu Fäusten verkrampft und ich zitterte von Kopf bis Fuß.

Das passiert jetzt echt, ich bin in der Wohnung eines schwulen Mannes.

»Hey, relax, everything is okay.«

Er nahm mich sanft in seine Arme und gab mir einen Kuss auf meinen Kopf. Er hatte ein Männerparfum aufgelegt, dessen Duft ich tief einsog, ich war hin und weg.

»How old are you?«

»I am 39. And you?«

»I am 21 years old.«

»Sweetie. Come.«

Er übernahm die Kontrolle, ich war Wachs in seinen Armen. Er führte mich ins Schlafzimmer, das vollgestopft war mit englischen Büchern. In Klamotten legten wir uns in sein kleines Bett.

»I am sorry, I do not know what I am doing here.«

»Just relax. Just talk.«

Er war sehr angenehm, wir redeten über meine Zeit in Amerika und sein Leben in Kanada. Er war früher in der Schwimmer-Sportmannschaft gewesen und hatte daher diesen megamuskulösen Rücken. Nun unterrichtete er in Hamburg Englisch. Seine blauen Augen, sein männliches Auftreten, diese Muskulatur und sein Lächeln verzauberten mich. Während wir sprachen, kam er mir Stück für Stück näher. Ich war so verlegen und verschüchtert, ich lächelte in mich hinein, als er seine große Hand auf meine Brust legte.

»I never had a man, I am a mormon, this is a sin. What am I doing here?«

Ich wollte aufstehen, richtete meinen Oberkörper auf, kam seinem Gesicht so nah, dass ich seinen Atem spürte.

»Shut up, Sweetie, you want this.«

Er drückte mir die leckersten Lippen auf meinen Mund. Zuerst dachte ich unwillkürlich an Bakterienaustausch, er steckte mir seine Zunge so tief rein, ich war wie hypnotisiert.

Das ist besser als alles andere, was ich jemals erlebt habe, Scheiß auf die Bakterien, das will ich jetzt erleben.

Alles ging so schnell. Kaum dass er seine Lippen von meinen gelöst hatte, spürte ich seine Zunge an meinem Hals, dann an meinen Ohren. Seine Hand öffnete meine Hose, gleichzeitig nahm mir seine Zunge wieder die Luft. Ich war völlig verwirrt von den ganzen Signalen, die mir mein Körper gab, Alex war wie ein Feuerball, der mich ansteckte. Er zog sich aus und ich sah, dass er nicht übertrieben hatte: Es war ein Riesengerät. Ich hatte noch nie so was gesehen, geschweige denn je berührt. Ich schämte mich für meine Unerfahrenheit, aber er legte sich auf den Rücken, nahm Gleitcreme aus der Schublade seines Nachtschranks und schmierte sich damit seine Beine ein.

Was hat er vor?

»Fuck my legs.«

Er dirigierte meinen Körper. Ich griff meinen erigierten Penis und auf einmal umfassten seine Beine mein Gemächt. Ich lag auf seinem pelzigen Oberkörper, der mir so sanft vorkam. Ich fühlte mich wohl. Es dauerte nur ein paar Minuten, bis ich aufstöhnte, vor Freude und vor Glück.

Nach meinem Orgasmus realisierte ich, was ich getan hatte. Scham und tiefe Schuldgefühle überfielen mich.

»I have to go.«
»Hey Sweetie! Everything good?«
»I don't know.«
»Just relax.«
Er zog mich in seine Arme, wo ich weinte, ich fühlte mich wieder so hilflos.
Alex küsste mich auf den Kopf, schaute mir in die Augen und sagte:
»Sweetie, do you want to come again?«
Ich schüttelte den Kopf und sagte:
»Yes.«
Er lachte auf.
»You are funny.«
Mit der einen Hand streichelte er über meinen Rücken, mit der anderen meinen Kopf. Wir verabredeten uns für den kommenden Freitag, um einen Film anzuschauen.
Wie konnte etwas, das mir so guttat, eine Sünde sein?

MEINE ENTJUNGFERUNG

Die ganze Woche war ich aufgeregt. Bei meiner Ausbildung passierten mir etliche Fehler und bald ermahnte mich meine Ausbilderin:

»Sharif, kannst du mal endlich hier sein mit deinem Verstand?«

»Ups … sorry! Wird nicht wieder vorkommen!«

»Jaja. Wollen wir wetten? In fünf Minuten machst du den nächsten Fehler. Du bist ja völlig von der Rolle!«

Am Freitag war ich so nervös, dass ich kaum stillsitzen konnte. Ich wusste nicht, was ich denken oder was ich anziehen sollte. Meine Haare sahen mal wieder schön scheiße aus, mein Körper war überhaupt nicht muskulös und mit dem Riesendödel von Alex konnte ich auch nicht mithalten. Was konnte ich ihm überhaupt bieten? Ich fand nichts Schönes an mir. Ich war in meiner eigenen Hölle.

Um 19 Uhr stand ich vor dem Haus und drückte nervös auf die Klingel. Alex sah umwerfend und sexy aus. Mit seiner Selbstsicherheit und seinem Parfum *Kenzo Jungle pour Homme* wickelte er mich innerhalb von Sekunden um den Finger.

Oh Hilfe!

»Come in, come in.«

Er küsste mich auf den Mund. Ich war baff. Da küsste er mich einfach ganz nonchalant. Danach umarmte er mich ganz fest, während ich zur Salzsäule erstarrte. Er nahm mir meine Jacke ab und ich stellte meinen Rucksack, in den ich Schlafanzug und Kosmetiktasche gepackt hatte, auf den Boden. Ich hatte Sarigül gesagt, dass ich bei Elke übernachten würde. Sie hatte freundlicherweise zugestimmt, mir als Alibi zu helfen.

Alex legte ’nen angeblich superspannenden Film ein.

»I so want to see this movie for a long time. This should be a really good one.«

Ich weiß nicht mehr, wie der Film hieß, ich weiß nur noch, dass ich ihn nicht spannend fand. Aber ich fand Alex superspannend. Während der Film lief, bekam ich immer wieder einen Ständer. Alex nahm mich in seine Arme, ich atmete seinen Duft ein, lehnte meinen Kopf an seine Brust, ich fühlte mich so geborgen, so sicher. Als der Film zu Ende war, klingelte es an der Tür. Es waren zwei Freunde von Alex – für mich völlig ungewohnt, andere schwule Männer kennenzulernen. Der eine fragte mich direkt nach der Begrüßung:

»Nimmste ein Bier?«

Ich zögerte so lange, dass Alex für mich antwortete:

»Yes, he will.«

»Okay, yes. Also, ja.«

Zum ersten Mal in meinem Leben trank ich Alkohol. Als Mormone durfte ich nicht trinken, aber ich wollte vor den anderen nicht wie ein Freak wirken. So trank ich das Bier, das mir überhaupt nicht schmeckte, in kleinen Schlucken aus. Bevor sich die beiden Männer verabschiedeten, tranken wir zusammen einen Kräuterschnaps, der zum Glück süß schmeckte und nicht so bitter wie das Bier.

»Okay, guys, see you. Come, Sharif, lets go to bed.«

Ich ging mit meinem Rucksack ins Bad, putzte mir die Zähne, pinkelte und zog mir meinen Pyjama an. Als ich das Schlafzimmer betrat, fuhr ich zusammen. Alex stand nackt vor seinem Bett. So etwas kannte ich ja nicht von zu Hause. Er lachte beim Anblick meines ordentlichen Schlafanzugs, er ahnte wohl, dass meine Mutter ihn mir gekauft hatte.

»You are not in school anymore, get naked, sleep like a real man.«

Ich schämte mich und zog mich langsam aus, wobei mir meine Erregung sehr gut anzusehen war. Ich legte mich schnell ins Bett und zog die Decke über meinen Körper. Ich hörte, wie Alex sich im Bad die Zähne putzte und im Stehen pinkelte, dann legte er sich zu mir. Er gab mir einen kurzen Gute-Nacht-Kuss und knipste das Licht aus.

»Sleep well.«

»Thanks, you too.«

Supererregt und verwirrt lag ich in seinem Bett. Dieser Schuft, dachte ich, warum macht Alex keine Anstalten, mir näherzukommen? Ich versuchte einzuschlafen, aber meine Zitterbeine hinderten mich daran. Sie bewegen sich abends immer im Bett, ich hatte immer gedacht, ich wäre damit allein, aber später habe ich im Internet von anderen gelesen, die das gleiche Problem haben. Sobald sie schlafen wollen, bewegen sich ihre Beine. Ich konnte lange nicht schlafen, zappelte im Bett hin und her, bis Alex streng sagte:

»Stop it, Sharif. If you need to jack off, go to the Bathroom.«

»Okay, okay. I am sorry, my legs jiggle from time to time.«

Es war sehr anstrengend für mich, ich musste mich sehr konzentrieren. Aber ich bewegte mich nicht mehr. Alex legte seine Hand auf mich, was mich total beruhigte. Irgendwann bin ich dann mit seiner warmen Hand auf meinem Körper eingeschlafen.

Am frühen Morgen – ich war noch nicht richtig wach – breitete sich eine Wärme in mir aus. Im Dämmerzustand wandelte sich die Wärme in eine intensive Hitze. Mein Po wurde immer heißer und heißer, ich spürte einen leichten Druck. Mein Gehirn konnte das nicht begreifen.

Was passiert hier gerade?

Mein Atem ging schneller. Mit einem Mal wurde ich wach und begriff, was passierte: Alex drückte seinen Harten zwischen meine Pobacken. Die Intensität stieg und stieg, zuerst von ihm ausgehend. Sein Körper forderte. Mein Verlangen nach mehr wuchs und so forderte ich mehr, indem ich mein Gesäß an ihn drückte. Wie ferngesteuert öffnete ich meine Beine und Alex drückte noch mehr. Innerlich war ich zerrissen. Ich wollte, aber ich sollte nicht.

Alex, was machst du da?

Wir lagen in einer Art Löffelstellung, mein Verstand explodierte, bis ich es nicht mehr aushielt.

»Stop it!«

Ich legte meine Hand auf seine Hüfte, um zu signalisieren, dass er nicht weitermachen durfte. Alex sah mir ins Gesicht und schmunzelte.

Ich sagte zu ihm:

»I am so horny.«

»You want to get fucked?«

Ich zögerte eine Sekunde zu lang.

»Yeah, you want it.«

»Yes, yes I do. Do you have condoms?«

»Do you want that I come in you?«

»No. No.«

»Okay, then I fuck you without condom. I will not come in you.«

Ehe ich mich versah, hielt er das Gleitmittel in der Hand. Ich sah ihm mit großen Augen dabei zu.

»Don't you want to get on top of me.«

»No, I want the same position and you will be very gentle.«

»Yes, I will.«

»I hope I am not dirty.«

Warum sage ich bloß so einen Müll?

»No, don't worry, just relax.«

»I do not know, if I can take it all.«

»You will be able, do not worry.«

Elkes Prophezeiung erfüllte sich: Ich habe Sterne gesehen. Alex war so sanft, wir fanden in eine schöne Balance. Unsere rhythmischen Bewegungen wuchsen zu einer Symbiose, ohne Druck und ohne Zwang. Alex liebkoste meinen Nacken, meine Ohren, nahm mich in seine Arme. Ich stöhnte am Ende voller Intensität. Es war wunderschön. Meine richtige Entjungferung und so ein Megagefühl.

Wie versprochen war er nicht gekommen und ich ging schnell unter die Dusche. Als ich aus dem Bad kam, sagte Alex:

»I have a meeting. You need to leave.«

Ich wurde sozusagen, kaum dass ich entjungfert worden war, aus der Wohnung geworfen. Meine Gedanken konnten das nicht verarbeiten und ich stand unschlüssig mit meinem Rucksack im Flur. Zum Abschied gab Alex mir einen heftigen Zungenkuss, der eine halbe Stunde dauern sollte. Dabei schob er mir seine Hand in meine zugeknöpfte Hose, in der ich von ihm im Stehen vor seiner Wohnungstür massiert wurde, bis ich keuchte und in seiner Hand kam. Mit einer feuchten Unterhose ging ich nach Hause. Ich schüttelte mit einem Lächeln den Kopf.

DAS MONSTER

Im Alter von fünf Jahren kratzte und biss mich eine Straßenkatze in Istanbul. Damals nahm man an, dass streunende Straßenkatzen Tollwut übertragen können, weshalb ich wenige Stunden später von Soldaten abgeholt wurde. Meine Mutter wurde gebeten, mich zu begleiten. Ein Entkommen gab es für mich nicht. Die Ärztin beugte sich über mich, begutachtete die Wunden an meinen Händen und zückte eine Spritze, deren Nadel unglaublich lang war. Sie stach mir sechs Spritzen tief in meinen Bauch. Ich hatte damals gehofft, niemals mehr solche Schmerzen ertragen zu müssen, aber die Nadeln, die bei meiner Beschneidung in meinen Penis gestochen wurden, waren schlimmer. Ich hatte angenommen, dass es keine größeren Schmerzen gibt, aber ich sollte eines Besseren belehrt werden. Die körperlichen Qualen, die noch auf mich warteten, stellten alles andere in den Schatten.

Am folgenden Sonntag traf ich Elke und ging mit ihr zur Kirche. Ich konnte das gesegnete Brot und Wasser nicht zu mir nehmen. Es stand mir irgendwie nicht zu, dachte ich, ich hatte ja vorehelichen Sex, und das auch noch mit einem Mann. Nach dem Abendmahl ging ich direkt zum Bischof und beichtete ihm meine Sünden.

»Sharif, es gibt zwei Möglichkeiten. Entweder du entsagst dieser Sünde oder wir müssen dich exkommunizieren und dich somit von der Kirche ausschließen.«

»Aber ich kann nicht anders, ich muss ihn wiedersehen.«

»Sharif, ich muss es melden. Du verstehst das?«

»Ja, ich verstehe das.«

Am Dienstagabend wurde ich zur Kirche bestellt, wo der Bischof und vier Priester auf mich warteten. Ich fühlte mich davon überrumpelt, mich den Männern der Kirche öffnen zu müssen und ihnen zu beichten, was ich getan hatte. Ich stand nun in der Inquisition, meinen Anklägern und dem Richter gegenüber. Sie fragten nach den intimsten Details, es kam mir vor, als würden sie eine Pornoshow von mir erwarten. Es war erniedrigend. Ich erzählte nur vage, was passiert war.

»Du hast am Ende mit ihm geschlafen.«

»Ja. Und ich würde es wieder tun.«

Sie versuchten, mich davon zu überzeugen, meine Tat als Sünde zu sehen und sie aufzugeben.

»Sharif, du musst dieser Sünde komplett entsagen.«

»Das kann ich nicht.«

»Sharif, du kannst sehr wohl, aber du willst nicht.«

»Ja, vielleicht ist es so.«

Einer der Priester gab mir eine letzte Chance:

»Sharif, du weißt nicht, was du aufgibst. Überlege gut und entscheide dich richtig.«

Ich dachte nach. Die Kirche, die lieben Mitglieder, die schönen Sonntage gehörten fest zu meinem Leben. Hier hatte ich eine Gemeinschaft, der ich angehörte, und der Glaube war ein Teil von mir. Aber tief in mir wusste ich, dass mir keine andere Wahl blieb. Am Ende antwortete ich:

»Vielleicht weiß ich es ja doch.«

So wurde ich exkommuniziert.

Niedergeschlagen verließ ich die Villa und ging raus in den Regen. Ich schaute auf den Boden und fragte mich, was ich tun sollte. Vielleicht sollte ich mich jetzt töten?

Dicke Tropfen prasselten auf den schlammigen Weg, es sah schmutzig aus. Große Pfützen mit braunen und schwarzen Flecken zwangen mich dazu, auf dem nassen Rasen zu gehen. Einige Minuten später spürte ich etwas Warmes auf mir. Ich hob den Blick und sah in die Wolkendecke, durch die sich die Sonne brach. Sie intensivierte die Farben um mich herum und mit einem Mal durchströmte mich Hoffnung. Mein Herz erfreute sich am Anblick des stärksten Regenbogens, den ich je gesehen habe. Ich lächelte und sprach mir Mut zu.

Sharif, es ist alles in Ordnung. Im Regenbogen leuchtet deine Hoffnungsfarbe Gelb mit voller Kraft.

Ein Blitz schlug in mein Leben ein und änderte von heute auf morgen alles. Mit einem Mal setzte ich mich der homosexuellen Kultur aus und ging in eine Beratungsstelle für Schwule und Lesben in Hamburg. Der Begriff LGBTQ+ hat sich erst viele Jahre später etabliert. Damals gab es noch eine recht strikte Trennung zwischen Lesben und Schwulen. Von Bisexualität hatte man hier und da mal gehört, aber präsent war sie nicht. Wie weit wir doch mittlerweile gekommen sind!

Indem ich mich offen meiner Sexualität zuwandte, begann ich auch damit, mich zum ersten Mal mit meinem eigenen Körper auseinanderzusetzen. Ich fragte mich, was mir an anderen gefiel und was mir an mir selbst gefiel. Ich trainierte mehr, trieb Ausdauersport und aß abends Salat mit Ei oder Thunfisch. Die Kilos purzelten von sechsundachtzig auf neunundsechzig. Alex und ich trafen uns regelmäßig, der Sex wandelte sich von sanfter Erotik zu wilder Ekstase. Alex überzeugte mich davon, mehrere Positionen auszuprobieren und meine Vorlieben kennenzulernen. Er dominierte den Sex und ich war fast immer der passive, aufnehmende Partner. An einem Tag nahm er eine merkwürdige Haltung ein, er krümmte sich auf dem Rücken liegend und zeigte mir mit seinen Händen meine Position.

»Come, Sharif, fuck me.«

»What?«

»You need to know, what kind of feeling that is to fuck active.«

Er nahm mich auf – und ich war glücklich. Er gab mir zu verstehen, dass ich stöhnen oder vor Geilheit schreien durfte. Ich schämte mich, sobald ich lauter wurde, aber Alex sagte mir, dass ihn das geiler machen würde. So durfte ich ihn ab und zu nehmen. Nach ein paar Wochen flog Alex nach Kanada, um seine Familie zu besuchen. Beim Abschied sagte ich zu ihm:

»Maybe you can bring me something nice.«

»Well, I will check on that.«

Zwei Wochen später war Alex aus Toronto zurück. Er rief mich am gleichen Tag an und fragte mich ohne Umschweife:

»Do you want sex?«

»Yes.«

»Me too, come over.«

Ich flog quasi zu seiner Wohnung. Alex öffnete mir mit nacktem Oberkörper und in Unterhose. Wir lächelten uns an.

»Hi.«

»Hi.«

Alex legte seine Hände um meinen Kopf und steckte mir seine Zunge in meinen Mund, er drückte fest zu und fixierte meinen Körper. Pure Glücksgefühle, ein Schauer nach dem anderen, von Kopf bis Fuß, durchzogen mich.

Es blitzte vor meinen Augen, ich hatte Gänsehaut. All die Jahre wollte mich niemand haben. In der Schule hatten sie mir gesagt, ich sei hässlich, und ich habe es geglaubt. Ich hatte immer sterben wollen, immer, egal, wo ich gewesen war. Aber nun war da dieser Mann, ein richtiger Mann, der sich nicht schämte, mich zu küssen, der sich nicht vor mir ekelte, der mir zu verstehen gab, dass er mich wollte. Nur mich. In diesem Moment erkannte ich, dass ich verliebt war.

Ich liebe Alex, ich liebe Alex, ich bin sein!

Der Kuss dauerte so lange, dass ich kaum noch Luft bekam.

Mir war schon schwarz vor Augen, als er von mir ließ. Ich atmete tief ein, aber mir blieb nicht eine Sekunde, um mich auszuruhen.

Alex griff mich am Oberarm und zog mich in sein Schlafzimmer. Seine grobe Art irritierte mich. Er schnaufte. Im Schlafzimmer drückte er mich direkt auf das Bett. Belustigt sah ich ihn an.

»Alex, what is going on?«

Er schaute an sich herab, ich folgte seinem Blick und hustete.

»Oooh … I see.«

Wie hatte ich die riesige Beule in seiner Unterhose übersehen können? Aber mir fiel nichts Dümmeres ein, als ihm ins Gesicht zu sagen:

»I love you, Alex.«

Er quittierte meine Liebesbekundung mit:

»Ah, shut up, bitch. I don't want to love you, I wanna fuck you! Hard …«

Ich verstand nicht, warum er meine Gefühle so abschmetterte, aber ich war zu aufgedreht, um ihn in ein ernstes Gespräch zu verwickeln.

Alex ist der erste Mann, mit dem ich Sex habe. Er ist mein Ein und Alles – und jetzt gehts ordentlich ans Ficken.

Er hatte mir wirklich ein Geschenk mitgebracht, ein T-Shirt mit der Aufschrift: I like you, who you are.

Fälschlicherweise interpretierte ich es als Liebesbeweis, ich war nun mal sehr naiv.

Ich war so glücklich, die Selbstmordgedanken ließen von mir ab, waren kaum noch zu spüren. Sie waren zwar noch da, aber ich hatte gelernt, mit ihnen umzugehen. Alex und ich führten so eine Art Beziehung, aber immer, wenn ich ihn fragte, ob er mich liebte, antwortete er:

»No. I am too old for you, buddy.«

Es war Himmel und Hölle, ich hätte mein Leben für Alex gegeben und war traurig, wenn er mir sagte, dass er mich nicht liebte. Aber meine rosarote Brille saß fest auf meiner Nase. Ich ignorierte den großen Altersunterschied und sah in ihm nur den Mann, mit dem ich zum ersten Mal Sex gehabt hatte, und etwas Besseres konnte es für mich nicht geben.

Wir kannten uns schon sechs Monate und seine Freunde nahmen mich in ihrer Clique auf. Alex und ich gingen in die Boberger Dünen und lagen dort nackt im FKK-Bereich herum. Ich musste mich ganz schön überwinden, meinen nackten Körper in der Öffentlichkeit zu zeigen. Ich habe meinen Vater nie nackt gesehen, noch nicht einmal in Unterwäsche. Ich kenne Deutsche, die behaupten würden, dass man prüde sei, aber ich finde das nicht prüde, man ist einfach anders aufgewachsen. Wenn wir mit Alex' Freunden in die Boberger Dünen gingen, lagen wir nicht so offen herum, sondern suchten uns zu fünft einen Platz in den Büschen. Als Alex einmal einen Ständer bekam, lachten sie einfach und ich reagierte sofort. Einer seiner Freunde kam mir auf einmal sehr nah, nahm mit seiner rechten Hand seine Spucke auf. Er griff mir zwischen die Beine, seine feuchte Hand glitt von meiner Eichel bis zum Schaft, sein Daumen drang tief in meinen Po ein. So schnell konnte ich gar nicht reagieren. Ich hob mein Becken, weil es wehtat, aber er drückte seinen Daumen noch weiter rein. Ich versuchte, ihn mit der Hand abzuwehren.

»STOP IT! Autsch, autsch! You are hurting me.«

Er drehte seinen Daumen in mir, wobei ich starke Schmerzen hatte, dann spürte ich, dass mein Körper positiv darauf reagierte. Ein Lusttropfen kam hervor.

»You like that.«

Mir war das sehr unangenehm. Vier Leute schauten mir dabei zu, wie ich einen Ständer mit Lusttropfen hatte, und mir kamen die Tränen. Alex wurde sehr streng und laut, befreite mich barsch aus dem Griff des anderen und schlug ihm volle Granate auf den Oberkörper.

»LEAVE HIM ALONE, he is not a boytoy! HE is mine. If you ever touch him, I will hit you so hart in the face. Do you understand?«

»I thought he liked it.«

»Do you understand?«

Der Freund hob beschwichtigend die Hände. Der Schmerz in mir flaute langsam ab.

»Sorry, I did not meant to hurt you, Sharif.«

Ich war Alex dankbar, dass er sich für mich so ins Zeug gelegt hatte und mich beschützte. Er legte sich mit seinem erigierten Penis auf meinen Körper und küsste mich. Danach sah er mir tief in die Augen und streichelte meinen Schwanz.

»Don't worry, sweetheart, everything is okay. I protect you.«

Ich war so gerührt, hatte Tränen in den Augen. Das muss doch Liebe sein, dachte ich, ich zitterte etwas. Seine Hand berührte mich sinnlich im Lendenbereich und auf einmal hatte er meinetwegen eine nasse Hand, die er genüsslich ableckte. Ich weinte, weil es mir peinlich und ich verwirrt war, aber Alex drückte seine Zunge in meinen Mund, ich schmeckte mein eigenes Sperma. Wie eklig und geil zugleich. Er wischte mir die Tränen vom Gesicht.

»Sch, Sharif, everything is okay. Are you good?«

»Thank you, Alex.«

Ein paar Wochen später musste Alex wieder nach Toronto fliegen. Am Abend vor seiner Abreise lud er mich zu sich ein, ja, ich gebe es zu: für einen geilen Fick und Ritt.

Am gleichen Tag flogen meine Schwester und meine Mutter nach Istanbul. Wir verabschiedeten uns am frühen Morgen an der Haustür voneinander.

»Ich wünsche euch einen schönen Flug! Wir sehen uns in drei Wochen.«

»Ja, Sharif, pass auf dich auf. Wir melden uns, wenn wir angekommen sind.«

Ich hatte mich schon darauf gefreut, die Wohnung für mich allein zu haben und mir keine Ausrede ausdenken zu müssen, wenn ich Alex besuchte. Ich ging unter die Dusche, zog mich fein an und verteilte einen angenehmen Duft auf meiner Haut.

Meine Mutter rief mich an:

»Iyi geldik.« *Wir sind gut angekommen.*

Guter Dinge schlenderte ich zu Alex. Ich klingelte, er öffnete die Tür, er küsste mich etwas grob. Ich schmeckte Alkohol, er drückte mich fest, schon fast zu fest. Er biss mir in die rechte Schulter, ich grinste.

»Autsch, Alex.«

Ich lachte noch drüber, aber Alex sagte in einem heftigen Ton:

»Shut up you whore. I wanna fuck you.«

»Alex, is everything okay?«

»Yeah, it will be.«

Er war brutaler als sonst und ich dachte mir, okay, vielleicht sind wir nun in Master-Slave-Rollen angekommen. Er schob mich in den Flur und zischte:

»Get naked.«

Ich schaute ihn irritiert an. Aber da ich die Stimmung nicht kaputtmachen wollte, zog ich mich aus und warf meine Klamotten auf den Boden. Er zog mich in sein Schlafzimmer, zeigte auf das Bett und sagte streng:

»Get on the bed.«

Dabei sah er mit glasigen Augen an mir vorbei. Ich war erregt, aber ich wunderte mich über sein bestimmendes Verhalten. Es ging ihm nicht schnell genug, also schubste er mich aufs Bett. Ich lag auf dem Rücken vor ihm und sah, dass er etwas in seiner linken Hand hielt, aber ich konnte nicht erkennen, was es war. Er drehte mich mit seiner rechten Hand auf den Bauch, spuckte auf meinen Po und verteilte seine Spucke zwischen meinen Pobacken. Dann fixierte er mich mit seinen Händen fest in einer bestimmten Position, ich spürte den Gegenstand in seiner linken Hand und dachte, dass es das Gleitmittel war, das er gleich verwenden würde.

Der ist halt megageil und wir werden gleich Dampfhammersex haben.

Seine Lenden drückten sich gegen mein Gesäß und er stieß hart zu. Mein Oberkörper zuckte nach oben, mein Gehirn explodierte vor Schmerz, ich drehte meinen Kopf zu ihm.

»Alex, stop! You are hurting me. Please use lube.«

Noch ein Stoß, noch tiefer, der Schmerz wurde schlimmer.

»AAAH, PLEASE STOP, ALEX. I AM NOT READY.«

Ich spürte, dass er noch einmal zustoßen wollte, und versuchte, ihn mit meinem Körper und meinen Händen aufzuhalten, aber ich hatte keine Chance, er drang noch tiefer in mich ein. Mein Gehirn schlug Alarm, ich erfasste nun die Situation: Das war kein Spaß. Das war todernst.

»AAAH. STOP IT, ALEX. STOP IT, ALEX. PLEASE, LUBE PLEASE.«

Er bewegte seine Lenden noch brutaler.

»Shut up, you bitch. Here that is for you.«

Er hielt einen runden Gegenstand vor meine Augen, ich schrie auf. Ich konnte mich nicht bewegen, hätte ich mich nach hinten bewegt, wäre sein erigierter Penis noch tiefer in mich eingedrungen, was heftige Schmerzen auslöste. Alex presste einen runden Ball in meinen Mund und schloss den Gurt so eng an meinem Hinterkopf zu, dass er meine Haut quetschte. Nun hielt ihn nichts mehr auf.

»Ugh.« Hart.

»Hmpf.« Härter.

»Gllg.« Schnell.

»Tfhg.« Schneller.

Alex verlor sich, er nahm mich immer brutaler. Ich weinte und schrie in den Mundball, schwarze Flecken tauchten vor meinen Augen auf. Irgendwann wimmerte ich nur noch.

Alex nahm ein Kissen und drückte es auf meinen Kopf.

»You like this, you want this, you are mine … Your hole is mine. You are a fucking whore. You bitch. You bitch are mine, FOREVER.«

Wie hätte ich das mögen können?

Das Kissen und der Ball nahmen mir die Luft. Auf einer Schmerzskala von eins bis zehn lag mein Schmerz bei fünfzig. Alex sprang mit seinem ganzen Körper auf und ab und tobte sich an mir aus. Raus, rein, raus, rein. Bei einem seiner heftigen Ficksprünge floss etwas aus mir heraus. Ich spürte, dass die Flüssigkeit an meinem Bein herunterlief.

Blute ich? Blute ich tatsächlich?

Ich drehte meinen Kopf, das Kissen erstickte mich fast, ich spürte jeden Stoß, jeden Schmerz. Alex war nicht mehr mein Traummann, sondern ein Monster. Wie konnte das nur passieren? Er war der liebenswerteste Kerl gewesen, der mich beschützt, der sich vor seinen Freunden für mich eingesetzt hatte. Aber das hier war nicht mehr Alex.

DAS IST NICHT MEIN ALEX.

Das ist ein Monster.

EIN MONSTER.

Immer schlechter bekam ich Luft, der Sauerstoff ging mir aus.

Ich verlor das Bewusstsein …

Was nun folgt, habe ich nur gehört. Jonathan, ein guter Freund von Alex, erzählte es mir.

Jonathan, ein Balletttänzer, der am Staatstheater in London und am Theater in New York engagiert gewesen war, gab in Hamburg Ballettunterricht. In einer Pause klingelte sein Handy, es war Alex.

»Hey Alex, are you ready to fly?«

»Jonathan, I need your help.«

»Yes?«

»You have to get to my apartment. Now.«

»Why?«

»I did something terrible. I took drugs. Sharif …«

»I do not understand. What is with Sharif?«

»You have to go to my apartment. Go to my bedroom, take care of Sharif.«

»What? Is everything okay?«

»I cannot talk, I am boarding. I called Maximilian, you know, he is a doctor and will help Sharif.«

»Is Sharif sick or did you do something to Sharif?«

»Well, I have to fly.«

»Alex, you shithole. What did you do to Sharif?«

»I cannot talk so much here, everybody is listening.«

»Again, Alex, what did you do?«

Alex flüsterte ins Handy:

»Okay, okay, I fucking raped him.«

»WHAAAT?«

»Listen, I lost control, I took drugs, some cocaine. Ecstasy and some speed. And I thought that I gave that stuff to Sharif too when he came into my apartment. But I forgot to give it to him.«

»Oh my god. What are you saying?«

»I am flying now. Thanks for doing this for me. BYE.«

»You cannot hang up on me. YOU ASSHOLE!«

Aber Alex hatte schon aufgelegt. Jonathan konnte nicht glauben, was er gerade gehört hatte. Jonathan sagte die bevorstehenden Ballettstunden ab und fuhr zu Alex' Wohnung. Gleichzeitig kam Maximilian an, der sein Auto parkte und mit kreidebleichem Gesicht ausstieg. Wortlos gingen sie durch das Treppenhaus. Im Schlafzimmer bot sich ihnen das reinste Blutbad. Ich lag regungslos auf dem Bett, überall klebten vertrocknetes Blut und Sperma.

»Shit.«

»Das kannst du laut sagen. Wir müssen uns beeilen.«

Maximilian öffnete seinen Arztkoffer und gab Jonathan klare

Anweisungen. Jonathan befreite mich von dem Ball in meinem Mund, während Maximilian meinen Puls maß. Ein bisschen Leben steckte noch in mir.

»Los, Jonathan, du musst mehrere Handtücher in heißes Wasser tauchen, wir müssen ihn reinigen. Ich werde ihm eine Kochsalzlösung geben. SCHEISSE, ALEX, WAS FÜR EIN ARSCHLOCH!«

Jonathan empfand selbst Schmerzen beim Anblick meines Körpers, der so übel zugerichtet worden war. Er kämpfte mit den Tränen, während er mit warmen Handtüchern sanft über meinen Rücken, meine Arme, meine Beine und meine Hände rieb. Als er meine Intimzone reinigte, sagte er:

»Max, here comes new blood. I cannot stop it.«

»Okay, das ist genug.«

Maximilian wischte sich eine Träne aus dem Augenwinkel und rief einen Krankenwagen, der mich in die Notaufnahme brachte. Er informierte die Sanitäter, dass er mir eine Kochsalzlösung gegeben hatte, mehr sagte er nicht.

»Ich wollte sicherstellen, dass er Flüssigkeit aufnimmt. Sein Körper muss dehydriert sein. Ich habe zweimal seinen Puls gemessen, der ist stabil, aber sehr schwach.«

Die Ärzte im Krankenhaus versetzten mich in ein künstliches Koma, zwei Tage lang war ich nicht bei Bewusstsein. Ich bekam entzündungshemmende Medikamente, eine präventive Spritze mit Anti-HIV-Mittel, ein Antibiotikum und Fieberzäpfchen. Am dritten Tag holten sie mich sanft aus dem künstlichen Koma. Jonathan saß an meinem Bett.

»Wo bin ich?«, lallte ich. »Was ist los? Ich will nach Hause.«

Maximilian kam und beantwortete meine Fragen:

»Sharif, du musst hierbleiben. Du bist im Krankenhaus. Es ist alles in Ordnung.«

Erst am nächsten Tag war ich bei Sinnen, mein Körper brannte vor Schmerzen. Ich versuchte, mich daran zu erinnern, warum ich im Krankenhaus lag. Mein zerklüftetes Herz schwieg, mein Puls war erhöht, stechende Schmerzen lähmten meine Gedanken. Ich verstand einfach nicht, was los war. Ich hatte einen richtigen Filmriss. Ein nervöses Lachen befiel mich.

»Ich kann nicht mehr, ich weiß gar nicht, warum ich hier bin.«

Ein Schleier hatte sich über das Geschehene gelegt. Ich rief bei meiner Ausbildungsfirma an und sagte, dass ich einen Unfall gehabt hatte und im Krankenhaus lag. Ich bekam einen ordentlichen Rüffel, weil ich mich so spät meldete. Erst als ich von meinem Koma erzählte, wurde die Personalverantwortliche für Auszubildende mitfühlender.

»Oh Sharif, das tut mir leid. Ich hatte heute einen schlechten Tag. Ich wollte dich nicht zusammenscheißen. Werde erst mal richtig gesund und ich gebe allen Bescheid, auch der Schule. Gute Besserung!«

»Vielen Dank für Ihr Verständnis, Frau Stein.«

Jonathan holte mich mit seinem kleinen blauen Fiat vom Krankenhaus ab.

»Sharif, your mother is in Turkey, so, I take you home for a while.«

»What?«

»I do not leave you alone.«

»I can stay at home, Jonathan.«

»Sharif, shut up, you do not understand it now. Pack your bags and you come to me. You can thank me later.«

Ich wollte widersprechen und hob meine rechte Hand.

»But …«

Er schlug mit der Faust aufs Armaturenbrett und deutete mit dem Finger in mein Gesicht.

»There is no but. You come with ME!«
»Okay, okay … I come with you.«

Jonathan führte mich in das Gästezimmer seiner Wohnung und ging in die Küche, um mir einen Kakao zu kochen. Ich setzte mich auf das schmale Sofa. Während ich den Geräuschen aus der Küche lauschte, kamen mir auf einmal Tränen. Ich verstand nicht, warum. Meine Gefühlswelt fing an sich zu drehen.

Jonathan drückte mir eine warme Tasse in die Hand und setzte sich neben mich.

»Here, with some Baileys. Yummy.«

Ich sah auf die Tasse und fing an zu schluchzen, woraufhin er mich in den Arm nahm und lange hielt.

In der ersten Nacht wachte ich schreiend aus einem Albtraum auf.

»JONATHAN, JONATHAN, please come to me. I have nightmares.«

Er öffnete die Zimmertür und stemmte die Hände in seine Hüften. Verwirrt sah ich zu ihm auf.

»Should I drag you, or will you come finally into my bed? Go, now, into the bed.«

Ich schlurfte in sein Schlafzimmer und legte mich in sein Bett. Er lächelte mich an und verstrubbelte mein Haar.

»Schlaf gut, Sharif.«

»Oh, du sprichst ja Deutsch.«

»Ja, natürlich. Also, schlaf gut.«

»Danke, Jonathan. Schlaf auch gut.«

Als mich meine Zitterbeine wieder nicht schlafen ließen, legte Jonathan seine Hand auf meinen Körper, wie Alex, und bald schlief ich ein.

In der folgenden Woche drängten sich die Szenen langsam in mein Gedächtnis. Ich schrie und zitterte. Beim

Stuhlgang blutete ich noch aus dem After. Ich war ein Häufchen Elend, stundenlang liefen mir die Tränen. Maximilian besuchte mich und hielt mich lange im Arm. Er und Jonathan stellten keine Fragen über die Nacht mit Alex, es war kein Gerede nötig, sie waren für mich da. Ich durfte die Heulsuse sein, musste nichts erklären, mich nicht verteidigen, und nach einer Weile kam sogar das erste Lächeln. Jonathan sagte nie etwas, wenn ich meine Sachen nicht wegräumte, einen schmutzigen Teller vergaß oder beim Weinen sein Sofa vollrotzte. Die Heilung, die in mir stattfand, vollzog sich langsam, aber natürlich.

Genau im richtigen Moment kamen Sarigül und Gülbebek zurück aus der Türkei, mit ihnen hatte ich wieder einen Halt zu Hause. Meine Mutter ahnte gleich, dass etwas nicht stimmte.

»Sharif, mein Liebling, was ist passiert?«

»Alles gut, es läuft zurzeit nicht so gut bei der Arbeit. Die Kollegen waren gemein zu mir. Ich fühle mich etwas schlapp.«

»Ich mache dir dein Lieblingsessen. Deine blöden Arbeitskollegen sollen die Klappe halten.«

Meine Mutter versuchte, meine Sorgen mit Essen zu vertreiben. Sie umarmte mich, so oft sie konnte, und ich glaube, sie war froh darüber, dass ich wieder mehr Nähe zuließ.

Als ich am ersten Arbeitstag nach meiner Krankschreibung meinem Ausbilder begegnete, erschrak er. Ich legte keinen Wert mehr auf mein Aussehen, ich kam einfach so, wie ich wollte. Wozu sollte ich mich noch schön machen?

»Hallo Sharif, schön, dich zu sehen. Wir haben gehört, dass du lange krank warst. Du siehst noch recht mitgenommen aus. Geht es dir denn schon besser?«

Ich war kurz verwirrt und wusste nicht so recht, was ich antworten sollte.

»Danke, mir geht es bestimmt bald besser.«

Die Welt dreht sich weiter, egal, wie es einem geht. Ich musste wieder lernen zu laufen, um nicht am Boden liegenzubleiben. Jonathan und Maximilian waren für mich da.

»Melde dich bei uns, wenn du etwas brauchst.«

Meine rosarote Brille zerstört durch einen Meteor, mein Gehirn in Tausende Stücke zersprungen, mein Vertrauen in die Welt verschwunden. Ich glaubte nicht daran, dass sich meine Seele noch einmal heilen ließ, es war unglaublich schwer, morgens aufzustehen und mich dem Alltag anzuschließen, aber es passierte, es wurde langsam besser. Ich hatte Alex so sehr geliebt, zunächst verteidigte ich ihn noch:

»Well, Alex was on drugs. And he called you, Jonathan.«

»That does not mean that this was okay. Sharif, you have to understand that this is a serious crime.«

»Nah, Alex likes me a lot. And he feels guilty.«

»What are you talking about? Of course he is guilty. Guilty as fuck! He has raped you.«

»No, I still cannot believe it was a rape.«

»Sharif, he hurt you badly, he used you. You have to accept it.«

Ich brauchte lange, um zu erkennen, was es war:
eine Vergewaltigung.

Ich konnte mir das nicht schönreden.

Hatte Glück im Unglück, meine Verletzungen verheilten schnell, aber psychisch hatte ich erst mal einen Knacks weg. Der Selbstmordgedanke war sehr präsent, aber dieses

Mal umarmte ich ihn und betrachtete ihn nicht als etwas Unnatürliches. Ich verstand, warum der Suizidgedanke da war. Ich wusste, dass es ein Fluchtgedanke war, aber er zerrte nicht dauerhaft an mir, er lähmte mich nicht mehr, er war einfach da. Ich akzeptierte den Auslöser und wusste, dass ich nichts bekämpfen musste.

Na, Selbstmord, alter Freund, dann bist du halt in mir.

Ich finde es zwar nicht schön, dass du gerade so viel Raum einnimmst, aber dieses Mal lehne ich dich nicht ab. Ich nehme dich an. Ich weiß, warum du da bist. Du stärkst mich, damit ich aus der Tiefe wieder nach oben finde. Du lachst. Und ich lache. Ich werde jetzt nicht vor den Zug springen oder mich vom Hochhaus stürzen. Egal, wie verzweifelt ich mich manchmal fühle, ich habe dich gern und ich habe mich gern. Wir sind eine Symbiose eingegangen, wir halten zueinander.

Das war wohl die wichtigste Lektion, die ich je gelernt habe: mich selbst zu lieben. Mich so zu akzeptieren, wie ich bin. Aber ich brauchte noch ein paar weitere Lebenslehren, um der wahre Sharif zu werden.

Alex hatte sich von Kanada aus eine Wohnung in Berlin gesucht und war still und heimlich umgezogen. Ich hätte gern von ihm gehört, warum ihm die Situation entglitten war. Aber es kam nie zur Aussprache. Vielleicht ist es besser so. Alex war aus Hamburg verschwunden und allmählich verlor sich der Kontakt zu Jonathan und Maximilian. Ich war stark genug, um wieder meinen eigenen Weg zu gehen. Die Vergewaltigung ist ein sehr schlimmes Ereignis in meinem Leben, aber es hielt mich nicht davon ab, wieder mit Männern in Kontakt zu treten und Vertrauen aufzubauen. Leider ging ich zu lax mit Risiken um, ich ließ mich einfach treiben. Ich war so jung und meine Zukunft war so unbestimmt. Über einige Entscheidungen, die ich getroffen habe, muss ich heute lachen. Einige davon waren wirklich fragwürdig.

Manchmal denke ich heute noch darüber nach, wie ich die ganze Sache so gut verarbeiten konnte. Jeder hat in seinem Leben etwas getan, worauf er nicht besonders stolz ist, aber ich schweife ab. Ich komme zum nächsten Punkt, ich bin abgegangen wie eine Katze auf Catnip.

DARKROOM

Nach dem Abschluss meiner Ausbildung zum Speditionskaufmann und meiner Anstellung am Flughafen dachte ich mir, dass es an der Zeit sei, mich mal wieder in die Schwulenszene zu wagen. Ich war noch nie in einer Schwulenbar oder einer -diskothek gewesen. In einem Chatroom, den ich oft besuchte, schrieb ich mit einem Typen, der mir von einem Darkroom auf der Reeperbahn erzählte. Er fragte:

Magst du mal mitkommen?

Ich wusste nicht wirklich, was ein Darkroom ist, und fragte ihn, wann er das nächste Mal da sei.

Also am Wochenende sind meistens viele dort. Ich gehe dort regelmäßig hin, ich habe eine Cappy von den Cleveland Indians auf.

Ich wollte Sex, nahm all meinen Mut zusammen, ging zur Reeperbahn und bezahlte den Eintritt für das Sex-Kino. Ich war verklemmt, betrachtete verschämt die anderen Männer, es war ein bunt gemischter Haufen aus Jung und Alt, Groß und Klein. Man schmeckte förmlich den Sex in der Luft. Ich entdeckte den Typen mit der Cappy, aber er war nicht so ganz mein Fall. Er hatte außerdem schon einen Fisch an der Angel. Der vordere Bereich war noch recht hell beleuchtet, in den hinteren Räumen gab es nur noch eine Lichtquelle, meistens rötlich. Ich hatte Mühe, mich dort zurechtzufinden, es gab viele kleine und größere Räume. Manchmal erkannte ich schemenhaft Männer, die etwas miteinander hatten. Für mich war das überwältigend. Hier waren einfach Männer, die wild drauf los Sex hatten, und das offen, jeder konnte zuschauen. In einem engen Gang kam mir ein Mann entgegen, der mich einfach am Unterleib anfasste. Sein Griff überraschte mich, ich lehnte mich kurz an seinen Oberkörper, was er als Einladung verstand. Er drückte mich gegen die Wand und fummelte an mir herum. Nachdem ich mich aus der Erstarrung gelöst hatte, holte ich tief Luft und sagte deutlich:

»Bitte lass mich los.«

Er trat sofort einen Schritt zurück und nahm die Hände von mir. Erleichtert darüber, dass meine klare Ansage ausgereicht hatte, ging ich weiter. Ich ließ mir Zeit, um mich einzugewöhnen, und überlegte, was ich tun wollte, ob ich gehen oder bleiben wollte. Unentschlossen sah ich den anderen Männern zu und entdeckte auch ab und an einen, der mir gefiel. Irgendwann fragte mich ein älterer Mann höflich:

»Darf ich dir ein Bier spendieren?«

»Danke. Sehr gern.«

Er kaufte mir eins vom Automaten, öffnete mir die Flasche und drückte sie mir in die Hand. Ich trank, er verlangte keine Gegenleistung und verschwand wieder in der Menge. Das Bier half mir, mich zu entspannen. Ich war nun geiler, wollte etwas erleben, ich war bereit. Als ich wieder auf den älteren Mann traf, kreuzten sich kurz unsere Blicke. Er nahm meine Hand und ich ging mit ihm in eine Kabine mit einem großen Bettsofa. Er machte seinen Reißverschluss auf, zog seinen Schwanz aus der Hose und spielte an sich herum. Im nächsten Moment stand meiner wie eine Eins. Er zog mich komplett aus und ich dachte, na ja, der kann ja nicht so schlimm sein, er hat mir immerhin ein Bier spendiert und nichts erwartet. Er behielt seine Klamotten an, drehte mich um und massierte meinen Rücken. Seine Hand strich langsam meinen Rücken herunter, es kitzelte mich. Und dann steckte er seinen Finger in mich hinein …

Filmriss.

Zehn oder zwanzig Minuten lang war ich wohl weggetreten, bis ich wieder etwas fühlte und meine Umgebung wahrnahm. Ich weiß nicht mehr, wie ich auf meinem Rücken auf dem Sofa gelandet war. Die halbe Hand des Typen steckte in mir, ich war so geil, dass ich schrie:

»FICK MICH, FICK MICH. Ich gehöre dir!«

Das wollte ich wirklich. Er tat nichts weiter, als mit seiner einen Hand in mir und mit der anderen an sich herumzuspielen. Er hatte mich nicht einmal geküsst. Da gab es keinen Funken Leidenschaft, nur Penetration. Ich war willenlos, leistete keinen Widerstand. Er wichste kurz an mir herum und schon kam ich. Der Orgasmus war brutal, ich löste mich auf.

»AH, AAH, AAAH! Hilfe, Hilfe, Hilfe!«

Nachdem ich mich angezogen hatte und neben dem Mann auf dem Sofa saß, beichtete er:

»Sorry, ich muss gestehen, dass ich dir ein wenig Drogen in dein Bier und in deinen Arsch getan habe. Daher warst du so willenlos. Ich wollte die Situation dennoch nicht ausnutzen. Du bist so ein lieber Junge.«

Als ich aufstand, spürte ich die Drogen ein wenig. Mir war schwindelig und ich musste mich an der Wand abstützen.

»Alles gut, mein Junge, in wenigen Minuten wird es dir besser gehen. Du bist megageil, wenn du abgehst.«

Entschuldige bitte, ich wollte keine Pornoshow abliefern, aber damit du mein Leben verstehen kannst, muss ich manche Sachen sehr plastisch darstellen, und zwar alles, wie in einem Film.

Zweimal war ich nun gegen meinen Willen beim Sex außer Gefecht gesetzt worden. Von Alex, weil er unter Drogen stand, und im Darkroom, weil ich betäubt wurde. Beim ersten Mal tat man mir weh, beim zweiten Mal gab man mir das sexuelle Glück zurück.

Ich war komplett verwirrt. Von Alkohol mal abgesehen hatte ich vorher noch nie Drogen genommen. Ich wusste nicht, welche Drogen mir der Typ verabreicht hatte. Ich war nicht mal wütend auf ihn, weil mir die Aktion ein dämliches Grinsen verpasst hatte. Endlich war ich mal wieder mit einer großen Befriedigung gekommen. Ich war dort fertig und machte mich auf den Heimweg. Die frische Luft tat mir gut und befreite meinen Kopf von dem Schwindel. Ich fühlte mich gut.

Alles gut, Sharif, dir geht es gut. Ja, du bist verwirrt und du spürst, dass die Selbstmordgedanken wiederkommen. Akzeptiere jetzt einfach den Moment, nicht überreagieren. Nicht zu viel hineininterpretieren. Es war eine geile Nummer, mehr nicht.

NEUER ANFANG, SCHRECKLICHES ENDE

Ich legte mir ab sofort Enthaltsamkeit auf und beschloss, Männer ganz normal kennenzulernen. Das, was ich bisher gemacht hatte, war bescheuert. Bei Alex war ich sofort im Bett und im Darkroom auf dem Rücken gelandet, ich war wirklich leichte Beute. Ich wollte endlich die richtigen Entscheidungen treffen.

Die Kirche hatte mir beigebracht, wie ich im Leben diszipliniert vorankomme, und es gelang mir, gesund zu essen, regelmäßig zu schlafen und wieder Sport zu treiben. Irgendwann lernte ich Erkan kennen, ein schwuler Türke und Edgar gleichzeitig ein lustig aufgedrehter Kölscher Junge, der mir später ein guter Freund werden sollte. So etwas findet man selten.

Erkan hatte sich vor seiner Mutter geoutet, bereute aber, es ihr so früh gesagt zu haben. Immer wieder versuchte seine Familie, ihn dazu zu überzeugen, sich mit Frauen zu treffen. Edgar hatte einen Partner und ging ab und zu in ausgewählte Clubs. Erkan war ein richtig gut gestylter Typ, der alle Blicke auf sich zog und immer Party machen wollte. Neben ihm fühlte ich mich wie das hässliche Entlein, aber Erkan machte mich darauf aufmerksam, dass ich auch Beachtung fand.

»Guck mal, der heiße Typ da hat nur Augen für dich.«

»Welcher Typ?«

»Na, der da!«

Erst recht spät in meinem Leben fand ich heraus, dass ich kurzsichtig war, weshalb ich meistens nicht bemerkte, wenn mich ein Mann im Club anschmachtete. Edgar, der sich neue Kontaktlinsen holen wollte, nahm mich mit zum Optiker, wo ich spontan einen kostenlosen Sehtest machte.

»Sie sind ja blind.«

»Wieso? Ich kann alles sehen.«

Die Optikerin setzte mir eine Brille mit Gläsern der Stärke minus zwei Dioptrien auf die Nase.

Ich kam mir ziemlich dämlich vor, freute mich aber gleichzeitig darüber, wie weit ich auf einmal sehen konnte.

Jetzt brauchte ich also eine Brille, wie blöde. Damit werde ich ja nicht gerade zum Blickfang bei homosexuellen Männern, dachte ich mir. Bei der Arbeit trug ich nun eine Brille und abends im Club Kontaktlinsen. Es war so schrecklich, zum ersten Mal Kontaktlinsen einzusetzen. Man nimmt dieses Plastikteil – die Kontaktlinse – auf die Fingerspitze und drückt es ins Auge. Aus Reflex versucht das Augenlid, sich zu schließen, aber man hält es mit Daumen und Zeigefinger offen. Beim ersten Mal habe ich zehn Minuten gebraucht, aber danach konnte ich endlich alles sehen. Eine neue Welt eröffnete sich mir, ich nahm Angebote von Männern wahr, die ich ohne Sehhilfe nie gesehen hätte. Aber noch immer war ich sehr schüchtern, ich hatte ja jahrelang von meinen Mitmenschen gehört, dass ich hässlich sei. Ich traute mich nicht, einen Mann, der mir gefiel, direkt anzusprechen. So kann das nicht weitergehen, sagte ich mir, aber es ist unglaublich schwer, sich ein selbstbewusstes Auftreten anzueignen.

Erkan bat mich, ihn zur Gay Cathedrale in einer evangelischen Kirche in Hamburg zu begleiten.

»In einer evangelischen Kirche ist eine Party für Lesben und Schwule erlaubt?«

»Ja, glaubt man gar nicht. Aber der Kumpel, der die Party durchführt, hat gesagt, dass der Pastor total cool ist. Eventuell selbst schwul.«

»Das ist ja spannend! Aber ich weiß nicht so recht, ob ich mitkommen will.«

»Ja, nun hab dich mal nicht so!«

Die Gay Cathedral war mitten in Altona, wir kamen umsonst rein, weil Erkan den Veranstalter kannte, und was ich an dem Abend erlebte, war unglaublich. Die Musik, ein bisschen Techno, ein bisschen Trance und irgendwas mit Popmusik, gefiel mir. Durch den Widerhall in der großen Kirche empfand ich die Melodien und den Beat sehr intensiv. Ich konnte gar nicht anders, als zu tanzen. Und dann sah ich ihn: gut gebaut, etwas größer als ich, etwas älter, ein Gesicht zum Verlieben, und sehr sicher mit seinen Kumpels unterwegs. Und was dachte ich? Ich bin eine totale Niete! Wie soll ich mit dem mithalten? Vor lauter Selbstzweifel hielt ich mich von ihm fern und vermied es, ihm in die Augen zu sehen.

Nach zwei Stunden, in denen ich ihn heimlich angestarrt hatte, passierte es:

»Hast du einen Kaugummi?«

Er stand vor mir, vor meiner Nase. Der heiße Feger ist bei mir, klopft an meine Tür. Und ich war doch tatsächlich so dämlich und antwortete ehrlich:

»Nein, leider nicht.«

»Oh, schade.«

Und dann GING DER HAMMERTYP WIEDER! Ich konnte nicht fassen, wie dumm ich war! Anstatt zu sagen, ich habe einen Kuss oder so, antwortete ich ehrlich, ich habe keine Kaugummis.

Nach der Party stapfte ich verärgert nach Hause und nahm mir fest vor, dass mir so was nie wieder passieren sollte. Ich träumte von ihm, aber leider sollte ich ihn nie wiedersehen, nie wieder. Er war wohl nur zu Besuch in Hamburg. Das sollte mir eine Lehre sein. Ich nahm mir vor, die nächste Gelegenheit beim Schopf zu packen.

Elke lachte mich aus.

»Ja, Sharif, du hast auch wenig Erfahrung darin, wie man jemanden dated. Du bist nicht normal aufgewachsen und mal mit Freunden rausgegangen. Und du hast lange geleugnet, dass du schwul bist. Kein Wunder, dass du die Regeln, wie man Männer kennenlernt, nicht beherrschst.«

»Ja, und er war ja so gut aussehend! Na ja, der nächste Typ kommt bestimmt.«

»Ja, für jeden Topf findet sich ein Deckel!«

Und es kam tatsächlich der nächste Typ: Christian, 28 Jahre alt, knapp sechs Jahre älter als ich. Ich fand ihn spannender als er mich, aber wir verbrachten zusammen unsere Zeit. Ständig war ich geistesabwesend, appetitlos und unruhig. Verliebt sein tut weh, und diesen Schmerz, der einem den Verstand raubt, kannte ich zur Genüge. Davor, was Christian tat, verschloss ich die Augen. Er entpuppte sich quasi als Kinderficker, suchte sich gezielt sechzehnjährige Jungs, die er entjungferte und nach einem halben Jahr fallenließ, um sich seinem nächsten Opfer zu widmen. Diese Jungs liefen ihm hinterher, weil er der Erste war, der mit ihnen Sex gehabt hatte, aber er interessierte sich nicht mehr für sie. Manchmal gestattete er einem der Jungs, ihm noch einmal einen zu blasen.

Ich verstand Christian überhaupt nicht, fragte mich, was er an den Teenagern fand, bei zwölf Jahren Unterschied ist man ja intellektuell auf ganz anderen Leveln. Das einzig Reizvolle ist vielleicht die sexuelle Unerfahrenheit der Jungen, dass er quasi die Blume öffnen konnte, das ist aufregend, und die Kontrolle beim Sex, aber das war es dann auch schon. Als ich sechzehn gewesen war, hatte ich von der Welt keine Ahnung, nun gut, ich bezweifle, dass ich mit zweiundzwanzig geistig so viel weiter war. Rosarote Brillen verhinderten auch dann noch einen klaren Blick.

Dass ich nichts mit einem Menschen wie Christian zu schaffen haben wollte, erkannte ich an einem Abend auf der Langen Reihe. Edgar und Stefan, ein Freund aus der Hamburger Schwulenszene, und ich waren mit einem Kumpel verabredet. Auf dem Weg zum Restaurant bemerkte ich Christian. Gerade, als ich auf ihn zugehen und ihn anhimmelnd begrüßen wollte, schrie ein blonder Junge neben Christian ihn an. So eine verzweifelte Wut hatte ich vorher noch nie gesehen. Er warf ihm einen Vorwurf nach dem anderen an den Kopf, warum Christian sich nicht mehr melde, warum er ihn ignoriere, wie er so kalt sein könne und so weiter. Als es Christian zu viel wurde, schlug er dem Jungen ins Gesicht. Dieser ging auf die Knie, holte aus und boxte Christian ins Gemächt.

»Sch… Scheiße! Du kleiner Wichser!«, stöhnte Christian und presste seine Hände zwischen seine Beine.

Im nächsten Moment schlug der Junge mit der Faust auf Christians linkes Auge. Der fiel auf den Boden, eine Hand an seinem Gemächt, die andere an seinem Kopf. Der Junge fing an, auf Christian einzutreten und zu brüllen:

»Du Stück Scheiße! Du Mistkerl!«

Eine Frau hielt den Jungen irgendwann am Oberarm fest und sagte deutlich:

»Das reicht jetzt!«

Dem Jungen schossen Tränen in die Augen und er rannte davon. Ich muss zugeben, dass mein Blick noch nie so klar gewesen war wie in diesem Moment. Schaulustige bildeten eine Traube um Christian, der noch immer am Boden lag. Ich empfand kein Mitleid, ich erkannte erst jetzt, dass er ein Monster war. Was sollte ich mit so einem Arschloch in meinem Leben anfangen? Nein, danke!

Als Erkan, der zwei Jahre jünger war als ich, eine Ausbildung anfing, zog er sich ein wenig zurück, weshalb ich mehr mit Edgar unternahm. Edgar und ich hatten ein schönes Ritual: Jeden Dienstagabend trafen wir uns, um »Sex and the City« im Fernsehen zu sehen und dazu gebackenen Fisch mit Salat zu essen. Ich bin ihm dankbar, dass er mir dabei half, zu mir selbst zu finden. Er nutzte die Situation nie aus und hielt seinem Partner stets die Treue. Aber irgendwann bemerkte ich, dass Edgar es nicht leicht hatte. Irgendwann erzählte er mir am Handy:

»Sharif, ich habe eine Depression. Ich bin nicht mehr der Gleiche. Es könnte sein, dass es dich erschreckt.«

»Das ist mir egal, Edgar, du bist mein Freund. Und ich halte zu dir.«

Ich unterstützte ihn, so gut es ging. Manchmal konnte er ohne Hilfe nicht aus dem Haus, die Tabletten, die er einnehmen musste, hauten ihn um. An diesen Tagen ging ich vor der Arbeit zu ihm, machte ihm Frühstück und setzte ihm Tee auf. Am Abend schaute ich wieder vorbei. Das ging eine Weile gut. Aber irgendwann begegnete mir Edgars Partner im Flur. Er senkte den Blick und murmelte:

»Ich komme hiermit nicht mehr klar.«

Danach habe ich ihn nie wiedergesehen.

Edgar musste Arbeitslosengeld und später Sozialhilfe beantragen. Ihm ging es immer schlechter, die Medikamentendosis war sehr hoch, aber ich dachte, dass er wieder auf die Beine kommen würde, wenn ich ihn genug unterstützte.

An einem Dienstag ging ich vor der Arbeit wieder in Edgars Wohnung, bereitete das Frühstück vor, setzte Tee auf und schaute kurz ins Schlafzimmer.

»Guten Morgen, Edgar! Dein Frühstück ist fertig, ich komm dann später wieder vorbei!«

»Ja, danke, Sharif. Hab einen schönen Tag.«

Oh toll, Edgar geht es heute besser, dachte ich mir gut gelaunt.

»Schönen Tag. Danke!«

Ich musste mich beeilen, um es pünktlich zum Meeting zu schaffen.

Nach der Arbeit besorgte ich Backfisch und Salat. Ich freute mich darauf, mit Edgar die neue Folge »Sex and the City« zu schauen. Vom Markt aus nahm ich die U-Bahn und schlenderte anschließend zu seiner Straße. Ich wunderte mich über die anrollende Feuerwehr und die Krankenwagen, die mir vorausfuhren. Erst als ich vor dem Mehrfamilienhaus, in dem Edgar wohnte, stand, erkannte ich, dass die Rettungskräfte und ich das gleiche Ziel hatten. Ich drängte mich durch den Flur zur Wohnungstür, an der sie klingelten, und rief:

»Moment, ich kann aufmachen! Ich habe einen Schlüssel!«

»Machen Sie schnell. Das Wasser läuft laut Ihrer Nachbarin durch die Decke.«

»Oh mein Gott!«

Ich rannte die letzten Meter, steckte den Schlüssel ins Schloss und versuchte, die Tür zu öffnen. Ein Feuerwehrmann half mir und zusammen stemmten wir uns gegen die Tür, bis sie sich öffnen ließ. Ein riesiger Wasserschwall kam uns entgegen. Die Männer drängten sich an mir vorbei in die Wohnung.

»EDGAR! EDGAR!«, rief ich und folgte den Rettungskräften, wobei ich mich an der Wand abstützen musste.

Meine Schuhe waren nass, ich ließ den Beutel mit dem Fisch auf den Boden fallen. Auf der Kommode lag ein Briefumschlag, auf dem mein Name stand.

Für Sharif

In diesem Moment verstand ich, dass es meinen Edgar nicht mehr gab. Mein geliebter Edgar hatte sich das Leben genommen, ich hatte ihm nicht helfen können. Ein bitterer Schmerz legte seine kalte Hand auf meinen Nacken.

Ich bin schuld, ich bin schuld, ich bin schuld. Ich hätte ihm mehr helfen müssen. Ich hätte mich töten müssen, nicht er sich.

Pure Verzweiflung machte sich in mir breit.

Bei der Beerdigung nahm seine Mutter mich in die Arme und sagte:

»Danke, Sharif, du warst Edgar ein treuer Freund.«

Wenn ich das doch nur genauso empfunden hätte. Ich hatte das Gefühl, ich hätte Edgar im Stich gelassen.

Lebenslehre Nummer zwei: Ich bin nicht verantwortlich für das Glück der anderen. Und: Niemand ist verantwortlich für mein persönliches Glück. Nur DU, Sharif, bist für die Erfüllung deiner Träume und deiner selbst verantwortlich. Ja, du hast viel durchgemacht, und ja, du hast gelitten. Aber deine Vergangenheit bestimmt nicht deine Zukunft. Hier und jetzt kannst du loslegen.

UNABHÄNGIGKEIT

Es liegt an uns, unser Leben zu gestalten. Vielleicht sind wir manchmal auch zu streng mit uns: Tue was, mach was, sei nicht so faul. Nicht nur wir sprechen so streng mit uns, sondern auch unsere Mitmenschen. Familienmitglieder, Freunde und Arbeitskollegen beeinflussen unsere Entscheidungen oder geben uns direkte Ratschläge. Wenn sich ihre Ratschläge im Nachhinein als wenig hilfreich erweisen, bekommt man noch gesagt:

»Du hast dich nicht genug bemüht.«

Doch wer ist letztendlich für unser Leben verantwortlich? Oder anders gefragt: Wen kann ich für meine Fehler verantwortlich machen? Falsche Entscheidungen können zu folgenschweren Ereignissen führen.

Oft genug bringen uns Vorschläge von Mitmenschen voran. Die Ideologie des anderen kann verlockend wirken, wir sind wie betäubt von den Worten, die so viel Sinn ergeben. Oft kommt es vor, dass wir spontan Ja zu etwas sagen und im Nachhinein ein mulmiges Gefühl empfinden. Wenn unser Leben durch diesen Entschluss aus der Bahn geworfen wird, müssen wir eines klarstellen: Wenn dir jemand einen Rat gibt, der sich im Nachhinein als schlecht herausstellt, kannst du ihm nichts vorwerfen. Du allein trägst die Verantwortung für dein Handeln, dafür, dass du den Rat umgesetzt hast.

Viele Menschen neigen dazu, bei einem Misserfolg die Schuld bei der Gesellschaft oder der Familie zu suchen, sie führen sie auf Probleme in der Vergangenheit oder eine schwere Kindheit zurück. In Momenten der Verzweiflung sollten wir selbst einen klaren Geist bewahren und die Konsequenzen für unser Handeln tragen. Uns bewusst machen, was passiert ist.

Probleme im Leben rechtfertigen keinen Banküberfall oder einen Mord.

Aber wie sieht es mit den Dingen aus, die wir nicht tun, weil uns jemand gesagt hat:

Du schaffst es nicht. Daraus wird sowieso nichts.

Aufgrund dieser Aussagen zweifeln wir an uns, vernachlässigen das Ziel vor unseren Augen. Jeder von uns wollte in der Kindheit oder Jugend mal etwas Besonderes erreichen. Anwalt, Ärztin, Sänger, Profisportlerin, Manager, Malerin, die Palette unserer kindlichen Vorstellungen ist unendlich bunt. Die meisten Träume sind schwer zu verwirklichen, meist mangelt es an Vitamin B, sei es in Sachen Unterstützung, Kontakte oder Geld.

Unabhängigkeit von der Gesellschaft bedeutet Macht, dies scheint zunächst vielleicht egoistisch. Aber wir selbst sind die Entscheidungsträger, alles, was wir tun oder nicht tun, bleibt uns überlassen. Wenn uns andere kritisieren, ist es für uns relativ egal, denn wir tragen ja die Konsequenz. Jeder von uns übernimmt die volle Verantwortung für sein eigenes Handeln. Sind die Mitmenschen eventuell eifersüchtig auf die Dinge, die wir erreichen? Will man verhindern, dass der Freund oder die Freundin besser dasteht als man selbst?

Mit der Unabhängigkeit bringen wir größeres Verständnis für unsere Mitmenschen auf und akzeptieren die Entscheidungen anderer besser. Die Konflikte zwischenmenschlicher Beziehungen können aufgegriffen und gelöst werden. Die Fähigkeit, Hindernisse zu überwinden oder Spannungen zu lösen, ist eine wichtige Eigenschaft, die uns hilft, uns selbst zu verwirklichen. Es ist wichtig, die

Augen offenzuhalten, Probleme direkt anzupacken, auf seine Mitmenschen zuzugehen und dabei seine Individualität zu bewahren. Kompromisse müssen wir eingehen, ob nun in einer Partnerschaft, Freundschaft, in der Familie oder mit Kollegen und Kolleginnen. Wir müssen uns nicht assimilieren, wir können uns individuell bewegen und unser Selbst gestalten. Die eigene Durchsetzungskraft benötigen wir, um unser Leben in die Hand zu nehmen. Selbstkritisch den Umständen entgegenzutreten, sich damit gedanklich auseinanderzusetzen. Wie ein Felsen, der uns im Weg steht, stehen Probleme unseren klaren Gedanken im Weg. Aber wenn wir den Felsen mit mehr Abstand betrachten, erkennen wir vielleicht einen Weg, der daran vorbeiführt, oder wir erkennen, dass wir den Felsen erklimmen können. Wir erkennen, dass der Felsen – genau wie unsere Probleme – überwindbar ist. Indem wir Abstand genommen haben, haben wir eine Chance bekommen, darüber nachzudenken, was passiert ist. Wir selbst können Lösungen finden und einsehen, dass uns Ereignisse nicht lähmen müssen. Wenn wir verstehen, wie wir solche Momente empfunden haben und warum wir auf bestimmte Weise reagiert haben, können wir beim nächsten Mal besser damit umgehen. Unsere Gefühle täuschen uns meistens nicht, außer wir sind blind vor Liebe oder blind vor Wut. Bei Zweifeln zwischen dem Herzen und dem Verstand würde ich immer sagen: Folge deinem Herzen. Aber auch hier gilt: Im klaren geistigen Zustand handeln wir wachsamer und vorsichtiger. Nimmt man sich Zeit, persönliche Entscheidungen nach bestimmten Kriterien abzuwägen, ergeben sich neue Wege.

Es ist wichtig, neue Erfahrungen im Leben zu sammeln. Dazu gehören Dinge, die wir gerne mal ausprobieren würden, zum Beispiel eine dramatische Typveränderung mit einer neuen Frisur oder einem neuen Kleidungsstil. Dadurch können wir unser Selbstbewusstsein stärken und uns unserer Umwelt mitteilen.

Wer es schafft, den Vorurteilen der Gesellschaft zu trotzen und ohne deren Einfluss seine Persönlichkeit zu entwickeln, ist anderen ein weites Stück voraus. Es kommt heutzutage oft genug vor, dass man Kritik erntet, sobald man von der Norm abweicht. Eine banale Sache wie ein Männerrock wird von der breiten Masse nicht akzeptiert, weil Röcke ja nur von Frauen getragen werden sollen. Männerröcke finde ich modisch, sie gefallen mir persönlich sehr. Und wenn sie mir gefallen, ist es mein gutes Recht, sie zu tragen. Bunt gefärbtes Haar, ob nun rot, blau, grün oder blond, wenn mir eine Haarfarbe steht, warum sollte ich sie dann nicht tragen? Bei Frauen wird gefärbtes Haar ja eher akzeptiert als bei Männern. Im Privaten wird man skeptisch beäugt und in der Firma wird man direkt benachteiligt. Sofort wird man ins Büro zitiert und »gebeten«, die Frisur wieder in Ordnung zu bringen.

Wir leben in einer aufgeschlossenen und modernen Gesellschaft? Haha! Überhaupt nicht. Ist unsere Gesellschaft wirklich so tolerant, wie sie vorgibt? Ich denke nicht.

Der Abschied von Edgar tat mir unglaublich weh. Ich kam von meinem eigenen Weg ab und wurde unsicher. Was wollte ich eigentlich? Ich ging nicht mehr zur Kirche, weil ich exkommuniziert worden war, viele Freunde hatte ich nicht. Kontakt mit Männern? Gerade hatte ich keine Lust.

Edgar hatte mir in seinem Brief geschrieben:

Sharif, du musst das Leben jetzt endlich mal aktiv angehen.

Aber ich brauchte Zeit, um Kraft zu schöpfen und mich zu entwickeln. Nach ein paar Wochen fand ich eine neue Lebensphilosophie, die meinen Alltag erleichterte. Ich wollte Entscheidungen bewusst treffen. Ich wollte nicht länger das Leben oder meine Familie für mich entscheiden lassen. Familienangehörige kann man sich nicht aussuchen, Freunde schon. Ich habe angefangen, meine Freunde mit Bedacht auszuwählen, und wog immer genau ab, mit wem ich was unternehmen wollte. Meine Entwicklung war noch nicht abgeschlossen, aber es war ein Anfang.

Unabhängig, stark, verantwortungsvoll. Ab sofort wollte ich die richtigen Entscheidungen für mein Leben treffen. Manchmal, wenn ich zu viel grübelte, verlor ich schnell meinen neuen Enthusiasmus. Es gibt Erlebnisse im Leben, die einen doch nachdenklich machen. Was wäre wohl passiert, wenn ich einen anderen Lebensweg gegangen wäre? Was wäre passiert, wenn ich mich tatsächlich entschlossen hätte, die Ausbildung zum Sexsklaven durchzuziehen?

Schon richtig gelesen: zum Sexsklaven.

Im Internet nahm ich wieder Kontakt zur schwulen Welt auf, ich war bereit für neue Abenteuer. Ich hatte genug Trübsal geblasen.

Bald lud mich ein großer Mann mit Brille in seine gut möblierte Wohnung ein. Ich wusste es anfangs nicht, aber er hatte Kokain, Hasch und »Tropfen zur Entspannung«. Heute besser bekannt als K.-o.-Tropfen. Seine Tür war nicht abgeschlossen, ich sollte einfach eintreten und die Tür hinter mir schließen. Er lag nackt in seinem Bett, im Wohnzimmer lief der Fernseher. In einer tiefen angenehmen Stimme sagte er:

»Hallo Sharif, zieh dich aus.«

Ich zog mich schnell aus und legte mich neben ihn, er streichelte mich und ich fühlte mich ziemlich super. Er hielt mir ein weißes Pulver hin.

»Magst du ziehen? Ist reinstes Kokain.«

»Ich habe das noch nie genommen.«

»Keine Sorge, ist nicht viel.«

Er kam mir näher und sagte mit seiner tiefen Stimme in mein Ohr:

»Hmm. Ja, du willst es, nimm ruhig. Du magst es, du liebst es.«

Ich nahm das Röhrchen und zog zwei Linien durch meine Nase. Ein bitterer Geschmack breitete sich in meinem Rachen aus. Zuerst kam Panik in mir hoch, doch dann legte er mir einen Joint an die Lippen.

»Das ist Hasch, eingelegt in Kokain.«

»Ich rauche eigentlich nicht.«

Er leckte meinen Hals.

»Hmm. Ja, du willst es, nimm ruhig. Du magst es, du liebst es.«

Und so zog ich. Einmal kurz und atmete sehr schnell aus.

»Du liebst es, es lange in deiner Lunge zu halten.«

Und ich sog den Rauch ein und hielt zwanzig Sekunden die Luft an.

»Ja, so ist es richtig, ganz langsam ausatmen.«

Ich spürte seine Hand zwischen meinen Beinen, Gänsehaut kribbelte auf meiner Haut. Ich bekam nicht mehr genau mit, was passierte.

»Mach den Mund auf.«

Ich tat, was er sagte. Er nahm einen tiefen Zug von dem Joint und drückte seinen Mund anschließend auf meinen. Ich hatte keine andere Wahl, als seinen Rauch einzuatmen. Das machten wir drei- oder viermal. Er legte den Joint in einen Aschenbecher und begann damit, mit seiner Hand an meinem Po zu spielen. Er fuhr mit den Fingern auf und ab und drückte zu, ich wusste nicht, was er da tat.

Dann nahm er eine kleine Flasche und öffnete diese mit seiner freien Hand.

»Mach den Mund auf.«

»Das ist zu viel. Ich brauche eine Pause.«

Seine tiefe Stimme klang nun streng.

»Du willst alles, was ich dir sage. Du gehorchst mir, du machst jetzt alles, was ich dir sage. Du willst mir gehorchen. Du willst deinen Mund aufmachen.«

Ich glaube nicht an Hypnose, aber die Drogen und seine Stimme schienen mich zu kontrollieren.

Ich öffnete den Mund und er tropfte mir etwas aus der Flasche in den Mund.

»Dreh dich auf den Bauch.«

Und ich drehte mich auf den Bauch.

»Nimm das.«

Und ich zog zum zweiten Mal zwei Linien Kokain rein. Nun drehte sich mein Kopf ein wenig.

»Das ist zu viel.«

»Ja, lass dich drauf ein.«

Auf einmal spürte ich Feuchtigkeit. Er leckte über meinen Rücken bis zur erogenen Zone zwischen meinen Beinen, am Ende rimmte er mich von hinten. Das alles passierte in weniger als zwanzig Minuten. Ich verschwendete keinen Gedanken an Gegenwehr, an Flucht oder Gefahr.

»Leg dich auf den Rücken.«

Ich legte mich auf den Rücken und sah ihm dabei zu, wie er zwei rote gepolsterte Fesseln unter seinem Bett hervorzog.

»So, jetzt wird es richtig gut für dich, du wirst dich mir hingeben. Sag es.«

»Was?«

»Sag, dass du dich mir hingeben willst.«

»Ja, ich will.«

Was sagte ich da?

Er fesselte meine rechte Hand am rechten Bettpfosten, nahm meine linke Hand und fesselte diese am linken Bettpfosten.

Was passiert hier? Ach, ist doch egal.

Dann nahm er viel Gleitcreme und legte meine Beine auf seine Schultern, er hatte ein leichtes Spiel mit mir. Immer wieder gab er mir mit seiner tiefen Stimme Befehle. Als ich erschöpft war, gab er mir Koffein, um mich noch länger nehmen zu können.

»Ich habe Hunger.«

»Nein, du hast keinen Hunger.«

»Habe ich nicht?«

»Nein, du hast Durst.«

»Ja, ich habe Durst.«

Er nahm eine Maske, an der ein Trichter befestigt war, so was hatte ich noch nie zuvor gesehen.

»Du liebst es, meine Pisse zu schlucken.«

Ich schüttelte mich.

»Nein, das will ich nicht.«

»Doch, du liebst es. Du willst es. Du liebst es, meine Pisse zu trinken.«

»Ja, ich liebe es.«

»Mach den Mund schön auf.«

Er befestigte die Maske mit Lederriemen an meinem Kopf. Die Maske verdeckte meine Augen, ich konnte nichts sehen. Ein Wasserfall rauschte in den Trichter und so trank ich seinen Urin, als wäre es das Selbstverständlichste auf der Welt. Als ich selbst dringend pinkeln musste, füllte er meinen Urin in Flaschen ab. Irgendwann kippte mein Kopf vor Müdigkeit nach vorn und er nahm meine Fesseln ab.

Am Samstagmorgen war mein erster Gedanke, dass ich unbedingt abhauen musste. Ich stand auf und ging schnell ins Bad, um mich umzuziehen. Er kam mir mit meiner Unterhose in der Hand hinterher.

»Na du, war geil gestern.«

»Ich bin mir nicht sicher.«

»Du liebst es.«

Die Stimme wirkte wieder, ich bekam eine Erektion. Verdammt.

»Sag ich doch, du liebst es. Warte, ich habe ein Geschenk für dich.«

Einerseits wollte ich abhauen, andererseits wollte ich das Geschenk sehen. Im nächsten Augenblick lag ein Ledergürtel um meinem Hals und ich wurde nach unten gedrückt. Ich schmeckte den Boden, sein Fuß stand auf meinem Kopf. Ich war so überwältigt, dass ich nicht wusste, was ich tun sollte.

»Du bist die Sau, du bist meine Sau.«

Im nächsten Augenblick peitschte er meinen Hintern zweimal mit einem anderen Ledergürtel.

»Aua! Das tut weh!«

»Du musst sagen, danke, Meister.«

»Was?«

»Du musst sagen, danke, Meister.«

»Nein.«

Und er schlug dreimal schnell auf meinen Hintern.

»Sag es.«

»Danke, Meister.«

»Ja, so ist es gut.«

Er streichelte meinen Hintern.

»Willst du es noch mal spüren?«

»Hm.«

»Sag es.«

»Ja, Meister.«

Bamm! Auf den Hintern.

»Danke, Meister.«

Und er streichelte wieder liebevoll meinen Hintern. Er nahm seinen Fuß von meinem Kopf. Ich dachte, wir wären fertig.

»Leck meinen Fuß.«

»Was?«

»Du liebst meine Füße.«

Und so leckte ich seine Füße und nahm am Ende jeden einzelnen Zeh in meinen Mund, leckte seine Beine, leckte seinen Schwanz, ich musste seinen ganzen Körper ablecken. Selbst seinen Anus.

»Du liebst es, du liebst es, mir zu dienen.«

Ich musste nackt vor ihm stehen und tief ein- und ausatmen. Er befahl mir, was ich sagen sollte:

Einatmend: »Ich bin dein Sklave.«

Ausatmend: »Du bist mein Meister.«

Zwanzig Minuten lang, ich fühlte mich danach seelenruhig, es war wie eine Meditation. Ich konnte besser mit der Situation umgehen und es passierte etwas in mir, womit er nicht gerechnet hatte. Denn in meinem Gehirn war er nicht drin, er kontrollierte nicht meine Gedanken.

»Ich werde dich als mein Sklave erziehen.«

Die ganze Sache wiederholte sich. Mit den Drogen, dem Hasch und den Tropfen. Ein Kumpel von ihm kam vorbei:

»Ich bin so geil.«

»Ja, da ist die Stute. Fick sie gut durch.«

Ich wurde nicht gefragt, er durfte mich benutzen, während ich ans Bett gefesselt war. Er entlud sich in mir.

Danach ging er. Als wäre das total okay, einfach jemanden, der gefesselt und wehrlos ist, zu nehmen.

»Oh, sie werden kommen, so oft sie wollen. Du bist meine Stute. Du wirst dienen. Du wirst ein Sexsklave.«

Am Sonntagabend war ich vor Erschöpfung fertig mit der Welt. Mein Verstand schaltete sich ein und ein enormer Gegenwille bildete sich, als er mir befahl, das Mantra aufzusagen:

Einatmend: »Ich bin dein Sklave.«

Ausatmend: »Du bist mein Meister.«

»Ja, du wirst ein guter Sklave werden. Und bald werde ich dich meinen Meisterfreunden vorführen.«

Was er nicht vernehmen konnte, war der Ohrwurm in meinem Kopf. Ein Lied aus einer neuen Fernsehserie. Ich sah nur noch Gelb, meine Lieblingsfarbe, meine Augen spielten mir einen Streich. Ein gelber Schwamm eroberte gerade Deutschland: SpongeBob Schwammkopf, der in einer Ananas ganz tief im Meer lebt. In meinen Ohren hörte ich den Text eines bestimmten Songs. Der kleine Schwamm tauchte ständig vor meinem inneren Auge auf und sang, wenn ich mein Mantra aufsagte. Vielleicht wollte ich auch ein taubes Nüsschen sein, genauso wie SpongeBob, taube, taube, taube Nüsschen, yeah.

Er, der angebliche Meister, war zufrieden mit mir.

»Sehr brav. Wir sehen uns nächste Woche. Ich gebe dir Hausaufgaben auf. Du musst ein guter Sklave sein, du musst gut arbeiten, keiner darf es wissen. Geh nach Hause, komm bald wieder.«

Als ich endlich draußen war, atmete ich tief die frische Luft ein. Ich bin nie wieder zu ihm gegangen, habe ihn nie wiedergesehen, habe nie einen Druck gefühlt, war ihm nie gehörig, war nie ein Sklave für ihn.

Konnte ich danach noch in den Spiegel schauen? Ja, konnte ich. Okay, es war nicht unbedingt die beste Erfahrung meines Lebens, ich habe Sachen gegen meinen Willen gemacht. Aber ich stand die ganze Zeit unter Drogen, er wollte mich kontrollieren, aber meine Gedanken haben mich geschützt und mich gerettet.

Mein Gehirn und mein Herz lieben SpongeBob einfach zu sehr.

Zwei Sex-Praktiken, die mir im späteren Erwachsenenleben begegnet sind, ziehe ich doch etwas in Zweifel. Ich verurteile sie nicht, ich habe sie selbst nicht erlebt, aber ich habe auch nie das Bedürfnis danach empfunden.

Und gleich wird es eklig, Entschuldigung. Brauchst du vielleicht eine kurze Pause?

Ich lernte Tobias kennen. Er war seit seiner Jugend ein Sexsklave und in der Obhut eines Meisters. Ich suchte nach einem Austausch, weil ich es merkwürdig fand, wie blauäugig ich mich auf dieses Meister-Sklave-Spiel eingelassen hatte. Tobias beantwortete mir meine Fragen ausführlich, er war wirklich ein supersympathischer Mensch. Wenn ich ihm draußen auf der Straße begegnet wäre, hätte ich ihn nie für einen unterwürfigen Menschen gehalten. Seine Ausführungen wurden immer deutlicher, ich hatte irgendwann Mitleid mit ihm. Und dann kam die schreckliche Szene. Er erzählte mir, dass er sich unter einen Rimm-Chair-Stool gelegt und die Exkremente seines Meisters aufgenommen, zerkaut und gegessen hat.

Alles gut, Augen einmal schließen, tief durchatmen und den Ekel überwinden. Alles gut, alles gut, einfach an duftende Rosen denken.

Ich sah Tobias mit aufgerissenen Augen und gerunzelter Stirn an. Brauchte einen Moment, um das zu verarbeiten. So wie du vielleicht gerade?

Eine zweite Form ist TPE, Total Power Exchange, die extremste Form ist CIS. Complete and Irrevocable Submission: die vollständige und unwiderrufliche Unterwerfung. Das bedeutet, man unterwirft sich dauerhaft einem anderen Menschen. Dieser Meister bestimmt über das soziale Leben, das Geld, den Körper, alles, was dem anderen Individuum gehört.

Normalerweise vertrete ich ja die Meinung, dass zwei Menschen, die sich einvernehmlich über etwas einigen und niemanden verletzen, machen dürfen, was sie wollen. Aber wenn jemand die ganze Zeit unter Kontrolle steht, vielleicht sogar unter Drogen, habe ich so meine Zweifel.

Manchmal treffe ich eine dumme Entscheidung und muss dann mit den Konsequenzen leben. Leider, so muss ich zugeben, benutzte ich bei meinen nächsten sexuellen Kontakten kein Kondom, ich schützte mich nicht. Als ich meinen ersten HIV-Test machte, fing der Arzt an herumzudrucksen. Ich ahnte es schon, ich bin positiv.

»Ja, wie soll ich es sagen? Es sieht sehr schlecht aus. Also, Ihre Sex-Praktiken sind nicht gut, Sie müssen sich mehr schützen. Besonders diese Sex-Erfahrungen ohne Kondom. Das muss aufhören.«

Ich bin erledigt. Ich habe HIV. Ich habe HIV!

»Ja, also: Sie sind negativ.«

ARSCHLOCH!

»Puuuh … Sie haben mir aber ganz schön Muffensausen gemacht.«

Ich bin wütend nach Hause gegangen. So ein Idiot! Warum hat er denn nicht von Anfang an gesagt, dass ich kein HIV habe?

Lebenslehre Nummer drei: Achte auf dich, Sharif. Und gib nicht die komplette Kontrolle ab. Sei kein taubes Nüsschen.

FARBEN: ZWEITER TEIL

Es gibt mehrere Möglichkeiten, Farben herzustellen. Pigmente werden Öl, Acryl oder Gouache beigefügt, damit vermischt oder darin aufgelöst. Meistens wird ein Bindemittel genutzt.

Als ich zum ersten Mal Ölfarben kaufte, sagte mir die Bedienung:

»Für die Pinsel sollten Sie Terpentinersatz kaufen.«

»Wieso?«

»Nun, Sie können kein Wasser benutzen, um die Pinsel zu reinigen, da Öl und Wasser sich nicht vermischen. Sie müssen die Pinsel mit Terpentinersatz reinigen.«

Ich kam mir ziemlich dämlich vor, weil ich das nicht gewusst hatte, aber ich war dankbar für den Hinweis. Ich hatte nicht gewusst, dass Fettmoleküle sich nicht mit Wasser mischen, da beides keine negativ oder positiv geladenen Seiten aufweist.

Lichtfarben sind immateriell, sie existieren physisch nicht. Hier musste mir Hans helfen, weil ich nicht wusste, wie echte Farbmischung funktioniert. Die Reaktion muss nicht zwangsläufig so sein wie bei der Mischung physischer Farben. Ein Lichtstrahl, der auf die Wand oder den Boden trifft, kann wunderbar aussehen. In Diskos, Theatern und Opern werden Lichteffekte zum Teil meisterhaft eingesetzt und lösen in uns schöne Gefühle aus.

Additive, integrierte, subtraktive, partitive Farbmischung und vieles mehr. Gelb entsteht durch die Mischung von grünem und rotem Licht, man muss diese genau aufeinander ausrichten.

In Verbindung mit Schwarz kann Gelb in der Natur als Warnfarbe fungieren. Bienen oder Wespen signalisieren uns damit: Ich bin nicht genießbar oder giftig. Es gibt andere Lebewesen, die die Warnfarbe nutzen, obwohl sie keine Gefahr darstellen oder giftig sind. Gelb vertritt in der Wappen- und Flaggenkunst das Edelmetall Gold. Gelb kann eine negative wie positive Bedeutung haben: Eifersucht, Hass, Neid, aber auch Fröhlichkeit, Lebensfreude und Lebenskraft.

Natürlich ist Urin meistens gelb oder dunkelgelb, je nachdem, wie viel man trinkt.

Wenn man Menschen nach ihrer Lieblingsfarbe fragt, wird selten Gelb genannt. Meistens Blau, Grün oder Rot.

Schon als Kind mochte ich die leuchtende Farbe Gelb in meinem Leben.

COMING-OUT

Das Jahr 2002 neigte sich dem Ende zu und ich schmiedete neue Vorsätze. Silvester wollte ich mit meiner Familie feiern. Edgar war ja nicht mehr da und Erkan konnte ich nicht erreichen. Unsere Freundschaft lief einfach aus, ohne böses Blut. Ich war ihm deswegen nicht böse.

Um nicht in Selbstmitleid zu versinken, weil mir Freunde fehlten, rief ich Elke an.

»Magst du an Silvester vorbeikommen?«

Aber sie hatte einen neuen Typen an ihrer Seite und ich musste mir eingestehen, dass wir uns schon seit längerer Zeit aus den Augen verloren hatten. Ich freute mich für Elke.

»Sorry, habe keine Zeit. Wir verreisen über Weihnachten und Neujahr nach Kopenhagen.«

»Oh, wie schön, freut mich zu hören! Wünsche viel Spaß in Dänemark!«

»Wir sehen uns im Januar. Versprochen!«

»Ja, Elke, versprochen!«

Ich erlebte auch ohne Freunde eine tolle Silvesterparty. Meine Mutter, meine Schwester, mein Schwager und ich saßen gemütlich beisammen. Kurz vor 19 Uhr klingelte es an unserer Tür.

»Wer kann das denn sein?«, fragte Sarigül und schaute neugierig die Treppe hinunter.

Ein Riesenlärm wurde im Hausflur veranstaltet. Drei Familien polterten die Treppen zu uns hoch. Mütter, Kinder, Väter zogen sich lächelnd die Schuhe aus und betraten mit vollen Händen unsere Wohnung. Sie brachten gebratenen Truthahn, Dolma (gerollte Weinblätter mit Reis), Getränke, Chips und Schokolade mit. Wir hatten so viel Spaß wie schon lange nicht mehr und freuten uns auf das neue Jahr 2003.

Mein Vorsatz für das neue Jahr lautete: Ich muss mich so akzeptieren, wie ich bin, ich muss lernen, mich zu lieben.

Ich hatte bisher noch keine Beziehung geführt und verzehrte mich nach Geborgenheit, Zärtlichkeit und der wahren Liebe. Ich hatte immer Angst, dass ich die Liebe einfach verpassen würde. Wie toll wäre es, wenn man kurz nach seiner Geburt einen Garantieschein erhalten würde. Ungefähr so:

Hiermit wird dir garantiert, dass dein Leben toll wird. Niemand wird dir etwas antun, nicht in der Familie, nicht in der Schule. Wir garantieren dir Sicherheit an allen Orten und Gesundheit in jeder Lebensphase. Hinzu kommt eine Garantie für eine Beziehung mit deinem Seelenpartner, mit dem du glücklich bis an dein Lebensende leben wirst. Ihr werdet über Nacht in hohem Alter, Hand in Hand und mit einem Lächeln auf den Lippen sterben.

Ja, das Duzen muss schon sein, man kennt sich, ich werde ja persönlich angesprochen. Immerhin bin ich ja ein Kind Gottes, wie jeder andere Mensch auch. Oder bin ich kein Kind Gottes mehr, weil sie mich exkommuniziert haben? Bloß nicht darüber nachdenken …

Die ersten Monate des neuen Jahres verliefen ruhig. Ich wachte morgens auf, ging zur Arbeit und traf mich am Wochenende mit Lesben und Schwulen. Wir plauderten in Cafés oder in Clubs über unsere Jobs, Familien und Beziehungen. Es waren freundliche, sympathische

Menschen, aber dennoch fühlte ich mich manchmal falsch verstanden.

Im Mai wurde ich zu einem Sonntagsbrunch eingeladen. Aus Freundlichkeit stellte ich Fragen in die Runde, ich wollte mich an den Gesprächen beteiligen und nicht länger das stille Entlein sein. Ich fühlte mich wohl und lachte mit den anderen am Tisch. Irgendwann hob jedoch der Typ, der links neben mir saß, seinen Finger und sagte:

»Ich bin nicht interessiert.«

Ich verstand die Welt nicht mehr. Warum dachte der Typ, dass ich an ihm interessiert wäre?

»Was? Ich habe dich doch gar nicht angemacht.«

»Doch, du hast mich angegraben. Die ganze Zeit.«

Ich wurde sauer, versuchte aber, dem Gefühl nicht so viel Raum zu geben. Immerhin war ich hier, um den Brunch zu genießen und eine tolle Zeit zu haben. Außerdem gab es da eine ganz andere Person, an der ich Interesse hatte, und das war die Lesbe mit den bunt gefärbten kurzen Haaren. Sie sah megagenial aus. Der Typ setzte sich von mir weg und am Tisch brach peinliches Schweigen aus.

Doch nach einer Weile änderte sich die Sitzordnung, ein paar Leute standen auf und unterhielten sich im Stehen, während andere ihre Plätze einnahmen. Bald unterhielt ich mich mit anderen Leuten, die sich neben mich gesetzt hatten:

»Du wohnst noch bei deiner Mutter?«

»Ja, das machen eigentlich viele meiner Verwandten so.«

»Aber dann bist du ja überhaupt nicht selbstständig!«

»Wie bitte?«

»Ja, du kannst ja niemanden einladen für Sex.«

»Ähm, ja, okay, aber ich verbinde das nicht unbedingt mit einem selbstständigen Leben.«

»Aha. Und deine Mutter macht bestimmt noch für dich sauber.«

Ich wusste nicht, warum das Gespräch diese Wendung nahm.

»Ich kann mein Zimmer selbst aufräumen und die Wäsche kann ich selbst machen, kochen kann ich auch.«

»Oh! Kochen kann er auch. Applaus, Applaus!«

Ich schwor mir, nie wieder zu einem albernen Brunch zu gehen.

Früher hätte ich alles dafür getan, dazuzugehören und den anderen zu gefallen. Aber das wollte ich nicht mehr.

Du bist gut genug, Sharif. Niemand hat das Recht, dein Leben infrage zu stellen.

Das sagt sich natürlich leicht. Ich machte mich persönlich dafür verantwortlich, dass ich noch keine Beziehung hatte. Warf mir vor, dass ich zu hässlich, zu blöd, zu langweilig, zu arrogant und so weiter sei.

Elke sagte:

»Ach, die waren doof. Du musst weiter ausgehen. Die Leute reden manchmal einfach daher, ohne drüber nachzudenken, dass sie deine Gefühle verletzen könnten.«

»Danke, Elke, du machst mir Mut, dass ich so was noch mal erleben werde.«

»Sharif, du weißt ganz genau, dass das nicht so gemeint war.«

»Ja, ich weiß.«

Der Christopher Street Day stand vor der Tür und ein Kumpel versuchte, mich zum Mitkommen zu überreden.

»Sag doch deiner Mutter, dass du schwul bist. Oute dich.«

Sarigül wusste ja nicht, warum ich mich damals hatte umbringen wollen. Ich überlegte, ihr zu sagen, dass ich jeden Tag daran dachte, mich umzubringen, weil ich schwul war. Es gibt zwar auch andere Gründe, aber eine kleine Notlüge tut ja nicht weh, dachte ich mir. Ich war sehr aufgeregt, als ich zu ihr in die Küche ging, in der sie eine Zigarette rauchte.

»Anne, hast du Zeit?«

»Ja, Sharif. Komm, setz dich.«

»Du hast dich bestimmt gefragt, warum ich mich damals … du weißt schon.«

»Hmm … ja, natürlich, ich bin deine Mutter.«

»Ich weiß nicht, wie ich dir das sagen soll.«

»Nimm dir Zeit.«

Ich atmete tief ein, nahm all meinen Mut zusammen, schaute ihr in die Augen und sagte geradeheraus:

»Ich bin schwul.«

Sie hob die Hände:

»Bloß nicht, Sharif.«

»Und das ist der Grund, warum ich mich umbringen wollte.«

Sie zog tief an der Zigarette und war still, zu still. In mir machte sich Verzweiflung breit und ich wusste nichts Besseres zu sagen als:

»Ich ziehe aus.«

»Was?«

»Ich werde dich in Ruhe lassen.«

»Sharif, was redest du da? Du bist mein Sohn. Nein, nein und nochmals nein! Ich werde als Mutter immer für dich da sein. Du bist mein Sohn.«

Meine Mutter nahm mich in ihre Arme und schenkte mir das wichtigste Gefühl: geliebt zu werden.

»Danke, ich gehe zum CSD.«

»Was ist das?«

»Eine Lesben- und Schwulenfeier.«

»Okay, okay. Du musst mir nicht alles erklären.«

Dass Sarigül anschließend heulend meine Schwester anrief, erfuhr ich erst später von Gülbebek. Meine arme Mutter konnte nicht damit umgehen, sie war fest verankert in den Vorstellungen ihrer Kultur und Religion, die auch ihre Bekannten und Verwandten teilten. Sie konnte mit niemandem außer Gülbebek darüber sprechen.

Heute kann ich sogar darüber lachen, wie sie ihre Hände gehoben und gesagt hat:

»Bloß nicht, Sharif.«

Sie hatte Mühe damit.

Ich hingegen feierte mein neues Leben. Ich traf einige Bekannte und bestellte mir das erstbeste alkoholische Getränk, das ich auf der Karte las:

Vodka mit Cranberry Juice.

Nach dem Anstoßen verkündete ich:

»Ich entsage den Beziehungen, ich gebe es auf!«

Und trank das Glas auf ex. Meine Freunde schauten mich argwöhnisch an.

»Ich hab es meiner Mutter gesagt!«

»JAWOHL! Darauf trinken wir einen!«

Wir bestellten eine weitere Runde und schlossen uns danach dem Rummel der CSD-Parade an. Der Alkohol half ordentlich, mich lockerzumachen. Ich rauchte Zigaretten und genoss die Nacht. Bei einer der großen CSD-Diskos küsste ich einen Typen tief mit der Zunge. Am Ende vögelte ich ihn in einer Toilettenkabine in Grund und Boden. Während in den Boxen der Bass vibrierte, hatte ich ihn gekrümmt in der Ecke fixiert. Nur Sex, keine Beziehung. Er wollte es so, ich wollte es so. Ich stöhnte laut auf. Explodierte in ihm.

Am nächsten Tag wachte ich gut gelaunt auf. Ich hatte mich schon mit dem Single-Dasein angefreundet.

Nur dass ich wieder kein Kondom benutzt hatte, nagte an mir.

Scheiße, Sharif, du spielst doch Russisch Roulette.

MEINE ERSTE BEZIEHUNG

Im Jahr 2003 lernte ich Hans kennen. Einen freundlichen blonden Mann, etwas älter als ich. Er war Anfang des Jahres im Auftrag seiner Firma, für die er als Softwareingenieur arbeitete, in Florida unterwegs. Wir hatten uns in einem Chat kennengelernt und schrieben sporadisch miteinander. Am 4. Juli 2004, am Unabhängigkeitstag der USA, trafen wir uns zum ersten Mal. Wir verabredeten uns im Kulturhaus 66, einem schicken Café auf der Langen Reihe.

Was ich nicht wusste: Er war erst einen Tag vor unserer Verabredung in Hamburg gelandet und hatte einen ziemlichen Jetlag. Ich verwechselte seine Müdigkeit mit Desinteresse und dachte mir: Na toll, da trifft man sich endlich mal und der Typ verarscht mich hier von vorne bis hinten. Zweimal fragte ich ihn:

»Langweilst du dich?«

Zweimal bekam ich die gleiche Antwort:

»Nein, ich bin nur etwas müde.«

Als wir das Café verließen, sagte er doch tatsächlich:

»Komm, lass uns noch spazieren gehen, die Luft tut mir gut.«

Ich freute mich über seinen Vorschlag. Beim Spaziergang erzählte Hans mir dann auch von seinem Jetlag. Er blieb vier Wochen in Deutschland und wir gingen ins Kino und einmal ins Theater.

Mensch, den Hans muss ich mir warmhalten, dachte ich mir.

Nachdem Hans wieder für seine Firma in die USA geflogen war, dachte ich über unseren Beziehungsstatus nach. Wir unternahmen viel miteinander, hatten uns auch geküsst und gestreichelt. Sex hatten wir nicht und ich dachte, dass es vielleicht etwas Gutes war, dass wir nicht gleich im Bett gelandet waren. Einfach nur mal Händchen halten fand ich auch sehr schön. Als Hans wieder in Hamburg war, hielt ich es nicht mehr aus und fragte ihn:

»Haben wir jetzt eigentlich eine Beziehung?«

Leider kam die Antwort:

»Nein.«

So ein Arschloch. Ich war sehr verwirrt, denn er hatte mir eindeutig andere Signale gesendet. Allein in dem Moment, als ich ihm auf dem Fischmarkt einen Kuss gestohlen habe und er mich anschließend umarmt und geküsst hat.

Es vergingen Monate, in denen wir wieder viel Zeit miteinander verbrachten. Irgendwann fragte ich ihn noch einmal.

»Nein, wir haben keine Beziehung. Wir sind gute Freunde.«

So ein Mistkerl. Die Anzeichen sind doch da! Wir führen doch längst eine Beziehung. Er hält immerhin beim Filmeschauen meine Hand.

Ich fragte ihn ein drittes Mal. Nach dem dritten Nein gab ich es auf und reduzierte den Kontakt zu ihm.

Aber dann ergriff Hans die Initiative. Er lud mich zu sich nach Hause ein. Er wollte einen Film mit mir sehen. Ich nahm auf dem schwarzen Sofa Platz, drängte mich in die rechte Ecke, ich wollte ihm nicht zu nahe kommen. Er stellte Bierflaschen und eine Schüssel mit Chips auf den Couchtisch, bevor er sich setzte. Auf einmal kam Hans mir sehr nah, legte seinen Arm um mich.

»Komm her, mein Schatz.«

Er küsste mich intensiv.

Seit diesem Moment sind wir ein unzertrennliches Paar.

Leider verlor Hans kurz darauf seine Arbeitsstelle und fand ausgerechnet in Erlangen, im Frankenland, einen neuen Job. Oh, ich vermeide immer, zu erwähnen, dass das zu Bayern gehört. Wir waren gerade einmal drei Monate zusammen, als er eine Stelle über fünfhundert Kilometer von Hamburg entfernt annahm.

Hans fragte:

»Magst du mir helfen, ein paar Wohnungen anzuschauen?«

Ich sagte ihm:

»Ich komme mal mit nach Erlangen und helfe dir, eine Wohnung zu finden.«

Wir fuhren in seinem älteren marineblauen Ford in den Süden. Er hatte einen Adapter für das Autoradio, sodass wir CDs hören konnten. Ein paar CDs hatte er mitgenommen. »Die drei Fragezeichen« und ein paar Musik-CDs. Wir hatten so viel Spaß auf der Fahrt. Als wir in Erlangen ankamen, fühlte ich mich bei dem Gedanken, dass ich dabei war, meinen Partner zu verlieren, ganz elend. In der Blitzauswahl fand er eine Wohnung und ich sagte aus einer Laune heraus:

»Okay, ich folge dir, Hans.«

Und so zog ich von Hamburg nach Erlangen. Meine Mutter war so was von schockiert, meine Schwester schüttelte den Kopf über meine Entscheidung. Ich wusste ja selbst, dass es eine verrückte Idee war. Hans und ich waren gerade mal drei Monate zusammen, aber ich dachte mir, so, jetzt musst du an der Beziehung festhalten, sonst geht die sofort in die Brüche. Die Entscheidung besiegelte vieles, ich musste meinen Job in Hamburg kündigen und auch einen beruflichen Neustart wagen.

Ich hatte damals gerade erst eine Arbeitsstelle bei einer Reederei ergattert und diesen Job über alles geliebt. An eine Geschichte denke ich besonders gern zurück: Ich kam jeden Tag mit positiver Energie zur Arbeit, ich hatte ständig Superlaune – sogar am Montag. Irgendwann kam ein Arbeitskollege zu mir und sagte:

»Sharif, egal, was es ist. Ich nehme es. Kannst du mir etwas abgeben?«

»Wie bitte? Ich verstehe dich nicht.«

»Komm, gib mir was ab. Schnell.«

»Was?«

Ich hatte null Plan, was er von mir wollte.

»Mensch! Welche Drogen nimmst du?«

»Ich nehme keine Drogen!«

»Das ist doch nicht normal! Du kannst doch nicht am Montag so gut gelaunt sein. Das ist unmenschlich!«

»Ehrlich, ich nehme keine Drogen.«

Ganz toll war es auch, als mir meine liebe Arbeitskollegin eine E-Mail mit Bildern von Männern in anzüglichen Posen geschickt hat. Just in dem Moment, als ich den Anhang der Mail öffnete, stand die ganze IT hinter mir und ein Kollege sagte:

»Du hast ja ganz leckere Bilder auf dem Monitor.«

Mein Chef saß rechts von mir, weil er etwas mit einem Kollegen besprach. Schnell versuchte ich, mit der Maus die Bilder zu schließen, und hielt schließlich panisch die Hände vor den Monitor. Ich hätte es mir sparen können, die Arme und Hände zu verrenken, wenn ich doch einfach nur auf die Idee gekommen wäre, die Escape-Taste zu drücken. Heute lache ich darüber, damals wollte ich natürlich im Boden versinken.

Nun verlangte die Liebe mein vollstes Commitment, mein hundertprozentiges Engagement. Mein Herz tat weh beim Abschied von meiner Mutter, meiner Schwester und meinen ganzen Freunden in Hamburg.

Hans und ich waren nun ein richtiges Paar. Trotz unserer rosaroten Brille standen wir vor einer echten Herausforderung. Wir mussten uns erst mal finden. Und ich musste unbedingt eine neue Arbeitsstelle finden.

Leider musste ich lernen, dass die Franken nicht die einfachsten Menschen sind, man braucht lange, um anzukommen. Am frühen Morgen grüßt man sich nicht richtig, man tauscht eher ein Grunzen aus und schaut kurz hoch. Aber als ich die Firma nach fünf Jahren verlassen wollte, um eine Arbeitsstelle in Würzburg anzunehmen, waren die Grunzkollegen die Ersten, die sagten:

»Nein, wir brauchen dich hier! Du bist so eine bereichernde Persönlichkeit!«

»Warum habt ihr das denn nicht vorher mal gesagt?«

Die Franken verstehe, wer will.

Was mir im Gedächtnis blieb, sind die sinnlosen Gespräche darüber, dass Ausländer unbedingt Deutsch sprechen und lesen können müssen.

»Ich verstehe das einfach nicht, wenn man so lange hier lebt und kein Wort Deutsch spricht! Das hat doch nichts mit Integration zu tun!«

»Also meine Mutter hat nur die Grundschule besucht. Von ihr zu verlangen, dass sie jetzt auf einmal eine Fremdsprache wie Deutsch beherrschen soll, ist ja auch verfehlt. Die Politik hätte das doch damals schon zur Verpflichtung machen und flächendeckend Deutschkurse anbieten können.«

»Nein, deine Mutter hätte sich anpassen müssen!«

»Sie muss kein Wort Deutsch sprechen. Sie hat einen türkischen Anwalt, türkische Ärzte, türkische Bekannte und Verwandte. Die Politik hätte das steuern können. Jetzt mit dem Finger auf die Gastarbeiter zu zeigen, ist auch nicht fair.«

»Das kann ich nicht akzeptieren.«

»Musst du aber, jetzt kann man an der Situation auch nicht viel ändern.«

»Ich verstehe dich nicht, Sharif.«

Ja, dann halt nicht.

Was ich bei solchen Diskussionen beobachtete: Familien aus Spanien, Italien oder Griechenland genießen eine Art Sonderstellung. Wenn ihre Kinder nicht so super Deutsch sprechen können, wird darüber hinweggelächelt. Ganz zu schweigen von Amerikanern und Engländern. Bei denen ist das Deutschlernen überhaupt nicht nötig. Man kommt ihnen eher entgegen und spricht gleich Englisch, damit sie nicht so lange nach den richtigen Vokabeln suchen müssen.

Das einzige Positive, was ich von den Franken mitnehme, ist, dass mein Antrag auf die deutsche Staatsbürgerschaft vollständig akzeptiert und ohne Probleme von den Nürnberger Beamten bewilligt worden ist. Vielen Dank dafür! Ich galt zwar in Deutschland weiterhin als »der Deutsch-Türke«, aber Schwamm drüber.

Während mein Hans mich mit seinen ständig wechselnden Arbeitsorten herausforderte – als Ingenieur stand ihm die Welt ja offen – forderte ich ihn mit meinem Temperament heraus. Er ist still, introvertiert und ich bin laut, extrovertiert. Aber wir hielten zusammen. Ich blieb an seiner Seite, als er Jobs in Nürnberg, Würzburg und dann in Stuttgart annahm. Spannend wurde es, als er eine Stelle in Genf erhielt, wir sprachen kaum ein Wort Französisch. Chaos pur. Unser Englisch half uns zwar in der ersten Zeit, aber puh, das Zwischenmenschliche! Manchmal hatte ich ein paar französische Kollegen vor der Nase, denen ein bisschen mehr Achtung, Anstand und Respekt nicht geschadet hätte.

Einmal bat ich einen Kollegen um Hilfe:

»Was bedeutet das Wort hier? Huile.«

»Das Wort musst du doch können! Das ist einfaches Französisch. Jeder, der ein bisschen gebildet ist, sollte das kennen.«

Dem erwiderte ich:

»Wie viele türkische Wörter kannst du denn lesen oder sprechen?«

Kein Kommentar. Stille. Er schaute mich an wie ein Nilpferd, rümpfte die Nase und stapfte aus dem Büro. Mein deutscher Arbeitskollege, der mir gegenübersaß, sagte:

»Dem hast du es aber gegeben, Sharif.«

»Ist doch wahr!«

Wir lachten uns ins Fäustchen.

Hans und ich waren acht Jahre zusammen, wir hatten das siebte Jahr gerade so überstanden. Dass man einander will, muss man sich selbst bestätigen, keine Beziehung geht einfach so ohne Anstrengungen über die Bühne.

Wir mussten nach Zürich umziehen, weil Hans wieder eine neue Arbeit gefunden hatte. Ich bewarb mich auf eine interessante Stelle in Zug und wurde zum Vorstellungsgespräch eingeladen. Der Job gefiel mir und machte mir viel Spaß. Ich wusste mittlerweile, dass man genauso lang nach einer guten Arbeit suchen kann wie nach einer guten Beziehung.

Hans musste zwei Jahre später zurück nach Deutschland, aber dieses Mal konnte ich nicht mit. Die Berufschancen in Berlin waren für meinen Berufszweig eine Katastrophe. Sein Verdienst war in Deutschland genauso gut wie in der Schweiz, aber ich hätte bei null anfangen müssen. Das Gehalt wäre nicht einmal ein Drittel von dem Gehalt in der Schweiz gewesen. Hans lebt ab und zu wieder in der Schweiz, er vagabundiert in der Arbeitswelt, aber wir führen eine sehr gute Fernbeziehung.

Wir haben Mühe, über schwierige Themen zu sprechen. Haben wir jetzt eine offene Beziehung oder nicht? Dürfen wir andere Männer sehen? Einige Paare können damit so gut umgehen, sie haben verschiedene Sexpartner. Ich kann mich mit dem Gedanken nicht anfreunden, obwohl ich den Spaß vermisse. Hans geht es bestimmt ähnlich, so halten wir uns zurück und geißeln uns. Sobald das Thema an die Oberfläche kommt, wird es schnell schmerzhaft und wir brechen das Gespräch ab. Wenn ich mir auch nur vorstelle, dass Hans einen anderen Mann küsst, möchte ich ihn am liebsten erwürgen. Oder einen Hammer nehmen und ihn damit durch die Wohnung jagen, während er schreit:

»Sharif, es tut mir leid!«

»MIR AUCH!!!«

Vielleicht geht es Hans genauso?

Lebenslehre Nummer vier: Sprich mit deinem Partner, auch wenn es noch so schwer ist. Akzeptiere, dass er anders leben will als du, und er muss akzeptieren, dass du anders leben willst als er. Wenn die Entfernung zwischen euch eine Distanz in Kilometer bedeutet, heißt das nicht, dass es eine Distanz zwischen euren Herzen gibt. Liebe ist Liebe.

BEERDIGUNG

Vielleicht war sein fortschreitendes Alter dafür verantwortlich, dass mein Vater sich bemühte, wieder mit uns in Kontakt zu treten. Seine Gesundheit war in einem kritischen Zustand, so zeigte er spät in seinem Leben Interesse an unserem. Vielleicht trieb sein schlechtes Gewissen ihn zu uns. Früher war er ein starker Mann gewesen, der viele Kilometer zu Fuß gegangen ist, nun konnte er nur noch mit dem Taxi einen Besuch unternehmen. Er rief meine Schwester an, er klang nicht mehr so stolz und verächtlich wie früher. Gülbebeks Ehemann holte ihn ab und sie führten nette Gespräche miteinander. Kein Hass, keine bösen Worte. Sie trafen sich regelmäßig und Faruk brachte Gülbebeks Kindern viele kleine Geschenke mit. Bei einem seiner letzten Besuche übergab er meiner Mutter seine Rentenpapiere.

»Sarigül, pass gut darauf auf. Tufan hätte sie dir nicht gegeben. Er hasst dich.«

Es überraschte uns, dass er sich so normal mit uns unterhielt und sich für seine Kinder interessierte. Wir hätten ihn ablehnen können, aber unsere Wurzeln in der iranisch-türkischen Kultur hielten uns wohl davon ab. Er war am Ende ja immer noch unser Vater.

Faruk war an Diabetes erkrankt und auf Dialyse angewiesen. Irgendwann rief meine Mutter mich in Erlangen an und sagte:

»Sharif, es wäre gut, wenn du nach Hamburg kommst. Dein Vater liegt im Krankenhaus.«

Ich fuhr mit dem Zug nach Hamburg und anschließend zusammen mit meiner Mutter ins Krankenhaus. Der Anblick meines Vaters war schockierend. So viele Schläuche und Kabel hingen an Faruk. Als meine Mutter ihn erblickte, schnappte sie nach Luft und verließ das Krankenzimmer. Ich hielt im Flur ihre Hand und wartete, bis sie sich beruhigt hatte. Anschließend betraten wir das Zimmer erneut.

»Hallo Faruk.«

»Hallo Baba.«

Mein Vater brauchte eine Weile, um uns zu erkennen. Er lächelte. Meine Mutter setzte sich an sein Bett und legte ihre Hände auf seine Decke.

»Ich vergebe dir, Faruk. Vergibst du mir auch?«

»Ja, ich vergebe dir, Sarigül.«

Sie sah zu mir auf:

»Sharif, jetzt du.«

»Wie bitte?«

»Du musst es deinem Vater sagen.«

Ich weiß nicht, warum, aber ich tat, was meine Mutter von mir verlangte, und sagte:

»Ich vergebe dir. Vergibst du mir auch?«

»Ja, Sharif, mein Sohn, das tue ich. Danke.«

Es fühlte sich an wie eine Floskel.

Ich musste wieder arbeiten und fuhr zurück nach Erlangen. Es war das letzte Mal, dass ich meinen Vater sah.

Der Geburtstag meines Vaters ist der 15. Oktober 1928, sein Todestag der 15. Oktober 2006. Achtundsiebzig Jahre wurde er, als er von uns ging. Es war ein Dienstag und ich hatte Urlaub. Meine Mutter rief mich an und teilte mir mit, dass Faruk am frühen Morgen verstorben sei.

Meine Emotionen waren gemischt. Sollte ich nicht um diesen Menschen, meinen eigenen Vater, trauern? Aber ich empfand nichts. Um Edgar hatte ich getrauert und geweint. Aber nun blieben meine Augen trocken und ich war sehr gefasst.

Da mein Vater in Istanbul beigesetzt werden sollte, überlegte ich zusammen mit Gülbebek und Sarigül, wie ich zur Beerdigung kommen könnte. Meine finanzielle Lage war angespannt und ein spontaner Flug kostspielig. Ich rief Hans an, aber er war nicht erreichbar. Meine Schwester riet mir in einem weiteren Telefonat, meinen Arbeitgeber um einen Vorschuss zu bitten.

»Okay, Sharif, du fragst bei deiner Firma nach und wir versuchen, ein günstiges Flugticket zu finden.«

Die Personalabteilung stimmte mir zum Glück zu, weshalb ich in die Firma fuhr, um das Geld abzuholen. Im Flur traf ich auf eine Kollegin, die mich fragte, wie es mir gehe, und auf einmal fing ich schrecklich an zu heulen. Alle Gefühle der Trauer prasselten auf mich ein. Erst das Klingeln meines Handys brachte meine Tränen zum Versiegen.

»Du musst so schnell wie möglich zum Flughafen«, sagte meine Schwester.

Ich fuhr nach Hause, packte schnell einen Koffer und fuhr zum Nürnberger Flughafen. Meine Schwester hatte dort ein Ticket für mich hinterlegen lassen. Ich tippte eine lange SMS an Hans, in der ich ihm schrieb, dass mein Vater gestorben und ich auf dem Weg nach Istanbul sei.

Im Flugzeug waren die meisten gut gelaunt, aber mir liefen unaufhörlich die Tränen. Als ich unser Haus in Istanbul betrat, freute ich mich über die vertrauten Gesichter meiner Familie, aber meine Selbstbeherrschung hielt sich in Grenzen. Ich versuchte, den Gefühlen nicht zu viel Raum zu geben. Unter den vielen Verwandten im Haus befand sich eine fremde Frau. Ich erfuhr, dass sie meine Halbschwester war, aus der ersten Ehe meines Vaters. Ich hatte nie etwas von ihr gehört. Nach der Scheidung war die Tochter bei der Mutter und der Sohn, Tufan, bei dem Vater geblieben.

Am Sonntag frühstückten wir bei Verwandten und bereiteten uns auf die Gebetszeremonie vor. Ich bekam kaum etwas herunter, da mir unaufhörlich Tränen übers Gesicht liefen. Es war nicht einfach, mit so viel Hass, Wut und Trauer umzugehen. Noch immer war ich wütend auf meinen Vater und empfand Hass, wenn ich daran dachte, wie schlecht er uns behandelt hatte. Daran änderten auch Alter und Tod nichts. Er hat uns das Leben zur Hölle gemacht.

Wir fuhren zur Moschee in Maltepe, um Abschied von meinem Vater zu nehmen. Mittlerweile war auch Tufan angekommen, der mich keines Blickes würdigte. Später erfuhren wir, dass er starke Beruhigungstabletten genommen hatte. Viele Onkel, Tanten, Bekannte und Freunde der Familie meines Vaters versammelten sich in der Moschee. Viele kannte ich nicht. Wir wurden in den Hof der Moschee geführt, wo mehrere Holzsärge mit grünen Gebetstüchern darauf standen. Man sagte mir, dass ich mich vor den Sarg meines Vaters stellen sollte, damit er mich sah. Ich konnte mir nicht vorstellen, wie er mich sehen sollte, er war immerhin gestorben, aber ich fügte mich der Anweisung. Eine Welle der Trauer und der Wut erfasste mich und ich ließ mich treiben. Ein Jugendfreund meines Vaters stellte sich zu mir und lächelte mich an. Er klärte mich freundlich darüber auf, wie man sich bei einer moslemischen Beerdigung verhält, und ich fühlte mich von seiner Fürsorge und seiner Anteilnahme überwältigt.

Die Männer stellten sich vor den Sarg, die Frauen separat irgendwo dahinter, ich habe sie nicht sehen können. Der Imam sprach das Gebet. Er sagte, dass man dem Verstorbenen alles verzeihe und ihm alles Gute wünsche. Er sei ein echter und guter Moslem gewesen.

So, wie aus Knospen an Bäumen Blätter werden, die ihre Farbe von Grün auf Orange verändern, zu Boden fallen und verschwinden, so schwand das Gebet dahin. Ich verstand das meiste nicht, da meine arabischen und türkischen Sprachkenntnisse nicht ausreichten, aber in solchen Momenten braucht man nicht alles zu verstehen. Meine Trauer wurde stärker, meine Emotionen durchwühlten mein Herz. Nachdem wir das Gebet mit einem »Amin« abgeschlossen hatten, sollte und wollte ich als Sohn den Sarg tragen.

Ich konnte nicht. Meine Arme und Beine zitterten, meine Lunge brannte, Tränen raubten mir die Sicht. Tufan und ein paar andere Männer hoben den Sarg hoch, während ich weinend danebenstand. Der Ehemann einer meiner Cousinen fasste meinen Arm, um mir Halt zu geben. In diesem Moment traf mich ein Stromschlag, meine Trauer schlug innerhalb von Sekunden in heftige Geilheit um. Ich wollte mit dem Ehemann meiner Cousine ficken. Wenn einer wie ich bei der Beerdigung seines Vaters an Sex – Entschuldigung, ich meine, »ans Ficken« – denkt, dann handelt es sich sicherlich nicht um einen Einzelfall. Das kommt bestimmt häufiger vor, als man sich denkt. Die Sicherheit, zu wissen, dass ich mit diesem Gefühl nicht allein auf dieser Welt sein kann, veränderte meine Wahrnehmung. Es ist nicht alles perfekt, vieles ist sogar richtig Scheiße, aber Bumsen ist angenehm und tröstet. Nun stand ich da, heulte, war geil und wollte ficken. Mein guter alter schwarzer Humor zeigte mir, dass mit mir alles okay war und ich nicht alles so fürchterlich ernst nehmen musste.

Gülbebek legte den Arm um mich:

»Sharif, ist alles okay?«

Ich nickte.

»Ja, alles okay.«

Unsere Verwandten riefen uns zu, dass wir uns beeilen müssten, es werde gleich dunkel und Faruk müsse vor Sonnenuntergang unter die Erde gebracht werden. Auf dem Weg zum Grab hätten wir bei dem chaotischen Verkehr in Istanbul fast einen Unfall gebaut. Am Grab meines Vaters herrschte ein großes Durcheinander. Mir wurde eine Schaufel in die Hand gedrückt, die viel zu schwer für mich war. Ich warf etwas Erde ins Grab, zu mehr war ich nicht imstande. Der Imam betete und weil so viele Männer mithalfen, war das Grab schnell zugeschüttet. In diesem Moment wurde mir klar, dass dieser Abschied für immer war. Die Erkenntnis war sehr erhellend und machte mir bewusst, dass es im Leben so vieles gab, was ich noch nicht kennengelernt hatte. Es fühlte sich so beruhigend an. Ich erkannte die Chance, mein Leben zu ändern, zum Positiven, für mich selbst, für Sharif.

Der Abschied von der Familie erfolgte schnell, ich musste am Montag wieder arbeiten.

Nach dem Tod meines Vaters erfuhr ich, dass seine erste Frau mit seinem besten Freund abgehauen war. Sie hatte ihn mit einem Mann betrogen, der zurück in die Türkei wollte. Leider war ihre Rückkehr nicht so toll, wie sie es sich erhofft hatte. Unsere neu gewonnene Schwester

Asia erzählte uns, dass ihr Stiefvater nicht der netteste Mensch war. Ich konnte mich nicht so recht mit Asia anfreunden, sie trug sehr altmodische Klamotten und ihr zehn Jahre älterer Mann war ein Arschloch, Pascha hoch drei. Asia musste ihm Essen bringen und ihn umsorgen, ich hasste es, das mit anzusehen. Aber sie selbst war eine stolze Frau mit Kopftuch, die gern so lebte. Und wer bin ich, dass ich über ihr Leben richte? Darf ich diesen Mann dafür, dass er sich bedienen ließ, verurteilen? Seine Frau lächelte, während sie ihn umsorgte. Die Rollenverteilung war in dieser Ehe ganz klar. Erst später fing Asia damit an, ihn ein wenig zu triezen. Die Machtverhältnisse änderten sich, als er alterte. Sie gab ihm Kontra, aber auch einen Einlauf, wenn er nicht zur Toilette konnte.

Wir erfuhren, dass mein Vater noch ein weiteres Kind mit einer deutschen Frau hatte. Sie hat nie Unterhalt von ihm verlangt und sich zurückgezogen. In dem Moment, als wir von der dritten Familie, die unser Vater da gegründet hatte, hörten, mussten wir lachen. Er war doch nicht der Mann gewesen, für den wir ihn gehalten hatten.

Im Flugzeug nach Deutschland war ich aufgewühlt. Ich sollte lange brauchen, um alles zu verarbeiten. Hans war so lieb, mich mit dem Auto vom Flughafen abzuholen.

In den nächsten Wochen und Monaten vertiefte sich der Eindruck, dass das Leben viele Chancen bietet. Man sollte sie nur mal nutzen. Der Tod meines Vaters erleuchtete mich in einer sehr subtilen Weise. Und auf einmal fing ich an. Die Vergangenheit begleitete mich und beeinflusste mein Handeln, aber ich erkannte endlich, dass ich stark genug war, um mir selbst einen Weg zu ebnen. Wenn dir etwas nicht gefällt, dann verändere es gefälligst, Sharif.

Ich meldete mich bei der Handelskammer in Nürnberg an, um meinen Verkehrsfachwirt anzugehen, danach den Betriebswirt und anschließend ein echtes Studium. Ich versuchte, alles herauszuholen, was ging, um mich so weit wie möglich mit Wissen zu füttern. Zehn Jahre später sollte es sich bei einem Industrieunternehmen in Zug auszahlen.

Lebenslehre Nummer fünf: Sharif, du kannst dir neue Ziele setzen und diese auch erreichen. Aber egal, wie weit du auf dem Weg zum Ziel kommst, ob du es schaffst oder nicht, allein der Versuch wird sich auszahlen. Lass andere über dich denken, was sie wollen. Mach es einfach! Denk nicht zu viel darüber nach oder fange an, davon zu träumen, gehe es stattdessen an.

Es gibt nichts Gutes
außer: Man tut es.[7]

Ich habe mein Studium zum Betriebswirt am Ende nicht bestanden, nur zwei Punkte fehlten mir im Management-Bereich. Aber die Enttäuschung währte nur kurz, denn ich sagte mir, dass ich stolz darauf sein kön-

---

[7] Erich Kästner: Die Gedichte. Alle Gedichte vom ersten Band »Herz auf Taille« bis zum letzten »Die dreizehn Monate«. Haffmans Verlag bei Zweitausendeins. Leipzig: 2012. S. 356.

ne, dass ich es überhaupt probiert habe. Und das Wissen, das ich mir im Laufe des Studiums angeeignet habe, wird mich beruflich weiterbringen.

SARIGÜL, MEINE LIEBE MUTTER

Als ich ein Kind war, vergötterte meine Mutter mich, sie drückte mich, umarmte mich, küsste mich. Wenn ich versuchte, mich aus ihren Armen zu befreien, hielt sie mich, so fest sie konnte, und strich mir anschließend sanft über mein dunkelblondes Haar. Sie drückte immer ein Auge zu, wenn ich etwas ausgefressen hatte. Meine Schwester hatte es da viel schwerer.

Manche Erinnerungen sind fest in mir verankert. Als Siebenjähriger wurde ich furchtbar wütend, weil Sarigül mir ein Spielzeug nicht kaufen wollte. Und mir fiel nichts Dümmeres ein, als mich an meine Mutter, die aus dem Fenster schaute, heranzuschleichen und ihr einen heftigen Klaps auf den Po zu geben, der so richtig knallte. Sie jagte mich danach durch die ganze Wohnung und schlug mir zweimal auf den Po.

Wie kommt man als Junge nur auf so dumme Ideen?

Ich kann mich außerdem gut an den Tag erinnern, als Verwandte bei uns zu Besuch waren und ein Onkel, der bald heiraten würde, meine Mutter um Geld bat. Sie hatte schon einen großen Teil der Hochzeitsvorbereitungen finanziert und sagte deshalb, dass sie kein Geld mehr habe. Am gleichen Tag hatte Sarigül meiner Schwester und mir Schmuck geschenkt, Gülbebek eine Halskette mit Anhänger und mir ein Goldarmband, auf dem mein Name eingraviert worden war.

»Aber du hast deinem Sohn gerade ein Goldarmband gekauft!«

Ein anderer Onkel sprang meiner Mutter bei:

»Das darf sie auch! Er ist ja schließlich ihr Sohn. Was kümmert es dich? Wie respektlos du bist!«

Das Gesicht meines Onkels lief rot an und er sprang vom Sofa auf.

»Ich ficke deine ganze Verwandtschaft!«

Ich sprang ebenfalls auf, stellte mich vor Sarigül und schrie:

»Dann fang an! Los, leg los! Fick uns! Fick deine ganze Verwandtschaft. Fang mit uns Kindern an!«

Totenstille herrschte im Wohnzimmer, alle sahen mich mit aufgerissenen Augen an. Aber ich war so wütend, dass ich nachlegte:

»Na los! Fang an!«

Mein Onkel stürmte aus der Wohnung. Als er die Tür hinter sich zugeschmissen hatte, fingen alle an zu lachen. Meine Mutter küsste mich auf den Kopf.

»Oh, Sharif, du bist manchmal so lustig!«

Mit elf Jahren verlor ich meinen Appetit. Drei Wochen lang aß ich nichts weiter als eine Suppe am Tag. Meine Mutter brachte mich ins Altonaer Kinderkrankenhaus und saß stundenlang an meinem Bett. Sie schenkte mir einen Sega Game Gear und dazu ein Olympia-Spiel. Ich habe es geliebt! In der vierten Woche war ich gesund und konnte wieder essen und trinken. Man fand nie heraus, warum ich wochenlang feste Nahrung verweigert hatte. Heute denke ich, dass der Stress damals zu viel für meinen Körper war.

Meine Mutter litt an schweren Depressionen, die ihren Alltag stark beeinträchtigten. Ihr Psychiater verschrieb ihr Tavor, ein Beruhigungsmittel, das sie in einen Zombie verwandelte. Auch wenn sich unser Leben zeitweise besserte, zum Beispiel durch den Umzug in die neue Wohnung oder das sichere Einkommen meiner Schwester, war Sarigül nicht mehr in der Lage, sich über etwas zu freuen oder etwas zu genießen. Hinzu kamen irgendwann Panikattacken. Sie entwickelte starke Ängste vor dem Fliegen oder vor dem Verlassen der Wohnung. Alles wurde zu viel für sie. Erst ein freundlicher Arzt in Istanbul, nahe der Maltepe-Moschee, überzeugte meine Mutter, Tavor abzusetzen und ein natürliches Mittel zu nutzen. Sie arbeitete mit dem Arzt daran, mit ihrer Depression und ihren Ängsten umzugehen. Ich empfand es als ein Wunder, dass meine Mutter nach zwei Jahren in seiner Behandlung kein Tavor mehr einnehmen musste. Sie wurde ein anderer Mensch, flog gern und lachte viel. Ich bin so dankbar dafür, dass ich sie noch einmal so erleben durfte. Sie war ein aufgeschlossener Mensch, der uns liebte. Meine Mutter, meine Schwester und ich wuchsen wieder zu einer sehr guten Familie zusammen.

Meine Mutter besuchte mich auch einmal in der Schweiz. Bevor ich zur Arbeit fuhr, schaltete ich ihr das türkische Fernsehen an. Sie sendeten zu der Zeit eine Art Survivor-Spiele-Show, die meine Mutter sehr liebte. Sie schimpfte wie ein Rohrspatz, wenn die Teilnehmer etwas falsch machten. Ich musste lachen, wenn ich hörte, wie meine Mutter fluchte. Wie kann man sich so sehr über eine Fernsehshow aufregen? Als ich eines Tages von der Arbeit nach Hause kam, öffnete mir meine Mutter mit schuldbewusster Miene die Tür. Sie beichtete mir:

»Sharif, ich habe aus Versehen einen deiner schönen großen Teller kaputt gemacht!«

»Keine Sorge, Mama, wir können einen neuen kaufen.«

Ich umarmte sie, aber sie war ganz aufgeregt und freute sich, dass ich nicht böse wurde.

Am Wochenende unternahmen wir kleine Ausflüge nach Bern, Luzern und Basel. Wir aßen in den Cafés Kuchen und Torte; ich war froh, sie endlich zum Essen einladen zu können.

Als wir gemeinsam von Zürich zurück nach Hamburg flogen, nutzte ich die Gelegenheit und sagte ihr:

»Mama, ich weiß, du hast dir gewünscht, dass ich eine Frau heirate und Kinder bekomme. Es tut mir leid, dass dein Wunsch nicht in Erfüllung geht. Aber ich wollte dir sagen, dass du eine sehr tolle Mutter bist. Ich liebe dich.«

Später beichtete Sarigül mir, dass ich sie mit diesen Worten so berührt habe wie lange nicht mehr.

Viel zu selten sagen wir unseren Eltern, dass wir sie lieben. Nun wünsche ich mir, ich hätte es ihr häufiger gesagt.

»Mama, ich liebe dich.«

Tränen laufen über mein Gesicht, während ich das schreibe. Ich möchte nicht rührselig klingen, aber ich bin glücklich, dass ich so eine Mutter hatte. Ich bin dankbar für jeden Moment mit ihr.

Aus kulturellen Gründen konnte sie Hans nie annehmen, ihn nie in ihr Leben reinlassen. Es war nicht möglich. Was hätten die Bekannten, Freunde und Verwandten sagen sollen? Die Scham und die Furcht, abgelehnt zu werden, haben sie wohl immer begleitet.

Am 13. September bist du von uns gegangen, meine geliebte Mutter. Meine Schwester Gülbebek und ich sind nun übrig.

Deine Nichten und dein Neffe vermissen dich sehr. Der Schmerz, den ich empfinde, ist so stark, dass er mein Herz in

Stücke reißt. In den letzten zwei Jahren habe ich dich, so oft es ging, in meiner Mittagspause angerufen. Wie du dich gefreut hast, mit mir zu reden. Und wie stolz du auf mich warst. Hast vor den Verwandten und Freunden mit mir angegeben. Du hast mir immer die Treue gehalten, auch als ich in die USA, nach Kanada oder nach Japan gegangen bin. Auch nachdem ich mich erst als Mormone und dann als schwul geoutet hatte, hast du zu mir gehalten und gesagt:

»Sharif, du bist mein Sohn, ich werde dich immer lieben!«

Manchmal mag ich die reale Welt nicht. Ich mag sie überhaupt nicht. Ich wünsche mir eine Traumwelt mit meiner Mutter, meiner Schwester und ihren Kindern und mit Hans. Nach dem Tod meines Vaters waren mir Weiterbildungen wichtig und es war mir wichtig, meine Ziele zu erreichen. Aber nun, etwas älter, sehe ich es viel entspannter und bin dankbar für jeden Moment, den ich mit meiner Mutter erleben durfte. Aufgrund der Corona-Maßnahmen habe ich sie in den letzten Jahren selten besuchen können.

Meine Suizidgedanken sind wieder da, aber sie dominieren nicht mehr meinen Alltag. Meine Schwester und ich sind nun enger miteinander verbunden. Ihre Kinder sind die besten Nichten und Neffen, die man sich vorstellen kann. Ich werde wohl keine Kinder bekommen, also verbringe ich mein Leben mit Hans, meiner Schwester und ihren Kindern. Wir werden schon irgendwie zusammenhalten.

Lebenslehre Nummer sechs: Man darf den Eltern ruhig mal sagen, dass man sie liebt. Sie hören es selten und ab einem bestimmten Alter so gut wie nie. Man sollte sie anrufen, so lange sie mit einem reden wollen.

Wenn du das hier liest und deine Eltern liebst, dann ruf sie bitte an und rede ein wenig mit ihnen.

Als Kinder sagen wir so häufig: Mama, ich hab dich lieb. Papa, ich hab dich lieb.

Aber das darf man auch sagen, wenn man erwachsen ist.

Mama, vielen Dank für den silbernen Ring mit dem blauen Stein. Özel Tas.

Mir bleibt die Luft weg bei diesen Worten. Sie schnüren mir die Kehle zu, die Tränen fallen von meinen Wangen.

Mama, ich hab dich so geliebt, es tut jeden Tag weh, dich nicht bei mir zu haben. Ich vermisse dich so sehr. Der Schmerz sitzt so tief, dass ich daran zerbreche. Die Zeit kann ich nicht zurückdrehen, aber ich kann mich an jeden schönen Tag mit dir erinnern. Vielen Dank für alles!

Trennung ist unser Los,
Wiedersehen ist unsere Hoffnung. So bitter der Tod ist,
die Liebe vermag er nicht zu scheiden.

Theodor Fontane, Auszug aus seinem Gedicht.

SELBSTOPTIMIERUNG ODER SELBSTZWEIFEL?

Du lernst fürs Leben! Du musst dich optimieren! Du musst dich weiterbilden! Du musst Sport treiben! Du musst dich gesund ernähren! Nicht zu viel Weizen, Zucker und Alkohol. Iss Nüsse, iss Gemüse, ernähr dich vegetarisch oder noch besser vegan. Bring dich nach vorn! Nimm deine Urlaubstage geschickt. Los, los, los!

Für Psychologen bin ich ein pathologischer Fall, also krank, weil ich fast jeden Tag Suizidgedanken habe. Dabei könnte man sagen, dass in meinem Leben alles in Ordnung ist. Ich frage mal: Based on what? Auf welcher Grundlage bin ich pathologisch? Ich bin doch nicht der Einzige, der auf dieser großen weiten Welt so denkt und fühlt? Wenn ich so empfinde, dann bin ich überzeugt, dass es da noch andere gibt, die genauso empfinden?

Ich kann mir nicht vorstellen, dass ich der Einzige bin, der so denkt. Ich? Pathologisch? Wie wäre es mal damit, mich nicht in eine Kategorie zu stecken? Wie wäre es mal, Sharif, dich nicht ständig zu hinterfragen, dich nicht schon am frühen Morgen mit Selbstzweifeln zu quälen? Leb dein Leben und wenn die Selbstmordgedanken kommen, dann akzeptiere das einfach.

Mein erstes Antidepressivum bescherte mir eine schreckliche Erfahrung. Ich habe eine Tablette genommen und war für eine Woche ausgeknockt. Nie wieder wollte ich auch nur eine einzige Tablette davon nehmen. Nie wieder wollte ich einem Psychiater oder einem Psychologen meinen Lebensschlüssel geben. Mein Innerstes gehört nur mir! Niemand sollte Eingang zu meinem seelischen Reich erhalten, mein Garten ist verschlossen, den Schlüssel habe nur ich. Würde ein Fremder diese Tür öffnen, könnte er mir im schlimmsten Fall schweren Schaden zufügen. Nicht alles, was du denkst, Sharif, ist schlecht für dich.

Lieb dich selbst, zu einhundert Prozent.

Wer Hilfe in Anspruch nimmt und sich damit gut fühlt, soll das tun, ich spreche mich nicht gegen Psychiater oder Psychologen aus, aber ich will das nie wieder machen. Es hilft mir nicht, über mich zu reden, was dann Zweifel in mir auslöst, das hilft mir nicht. Meine Kindheit bis ins letzte Detail auszuschlachten und mich darauf zu konzentrieren, das will ich nicht.

Was mir geholfen hat, war, mir selbst endlich eine Chance zu geben. Meine erste Ausbildungsstelle, meine erste Weiterbildung zum Verkehrsfachwirt, meine erste betriebswirtschaftliche Ausbildung und mein erstes Studium. Meine erste richtige Beziehung mit Hans. Natürlich stehe ich auch heute noch am Bahnhof und denke mir so: Jetzt könntest du springen, Sharif. Aber dann denke ich an den armen Lokführer. Wenn ich schon gehe, dann gehe ich, ohne jemanden in Mitleidenschaft zu ziehen, ich möchte niemanden zum Fall für den Psychologen machen.

Ich war echt gut darin, mir meinen Tag selbst zu versauen, indem ich mir schon beim Aufstehen sagte, wie schlecht der Tag werden wird. Manchmal passiert mir das heute noch. Dann sitze ich zu Hause und das Gift, das sich in mir ausbreitet, bleibt zwei bis drei Tage in meinem Körper. Nach einiger Zeit verlässt es mich und es gibt wieder schöne Tage. Aber ich kann meine Selbstmordgedanken nicht einfach abschütteln und meinen depressiven Phasen nicht einfach entkommen, indem ich einen Spaziergang bei Sonnenschein unternehme. Menschen ändern sich nicht einfach so, es braucht einen starken Willen und Disziplin, um sich aus seiner Misere zu kämpfen. Alkohol- und Drogenabhängige sind ein Leben lang dazu gezwungen, sich zu kontrollieren. Bruder Hans von den Mormonen erzählte mir einmal, dass er alkoholabhängig gewesen war, als er die ersten Missionare kennengelernt hat. Seine Erlösung war die Kirche Jesu Christi der Heiligen der Letzten Tage.

»Wenn ich die Kirche verlasse, werde ich ein Alkoholiker. Das hier ist der Weg, den ich gehen möchte.«

Oft werden meine Selbstmordgedanken durch einen Kommentar oder einen blöden Spruch freigesetzt, ich grüble dann stundenlang über den richtigen Konter nach. Ich werde nicht spontan auf blöde Kommentare reagieren und meiner Kollegschaft auch nicht ausführlich meine Gefühlswelt darlegen. Am Ende würde man es gegen mich verwenden und der Weg durch die Firma wäre ein Spießrutenlauf. Vor den Vorgesetzten würde man heile Welt spielen und hinter ihnen das Messer wetzen.

In solchen Situationen wird dann der fehlende Teamgeist erkannt, woraufhin selbsternannte »Coaches« eingeladen werden. Sie kommen in die Firmen, um das Miteinander zu fördern, aber kaum sind sie weg, fällt das Team in alte Muster zurück. Bis wieder neue Maßnahmen vom Chef diktiert werden.

Besonders idiotisch sind auch die Endjahresgespräche mit meinen direkten Vorgesetzten. Ich soll drei meiner Stärken und drei meiner Schwächen aufzählen, was mich zwingt, mich mit mir selbst auseinanderzusetzen. Am besten ist es, wenn ich meine Stärken und Schwächen schriftlich ausführlich kommentiere. Anschließend darf ich Maßnahmen erarbeiten, um meine Schwächen auszumerzen. Ich empfinde das Ganze als eine Anleitung, um mich selbst infrage zu stellen und fertigzumachen. Beim eigentlichen Endjahresgespräch sitze ich dann mit meinem Vorgesetzten im Raum und gehe mit ihm Ziele durch, die meine Arbeitsweise optimieren sollen.

»Sharif, du musst dich hier verbessern. Das solltest du angehen.«

Ein paar Wochen später hat mein Vorgesetzter die Ziele vergessen, weil die Vorgaben ohnehin unrealistisch sind und nichts mit dem richtigen Arbeitsalltag zu tun haben. Denen ist das Theater dann egal, mir weniger, denn die Erhöhung meines Arbeitslohnes hängt davon ab, ob ich eine tolle oder eine schlechte Bewertung erhalte.

Wenn mir bei einem Job etwas nicht passt, mache ich die Fliege. Das macht auf einem Lebenslauf nicht unbedingt einen guten Eindruck, aber wenn ich mich in einer Firma nicht wohlfühle, halte ich es dort einfach nicht aus. Ich hatte vierzehn verschiedene Arbeitgeber, was zum Teil auch daran liegt, dass ich mit Hans immer wieder umziehen musste.

Dadurch, dass ich in so vielen Betrieben gearbeitet habe, habe ich gelernt, dass man in kleinen Firmen für alles zuständig sein kann, während man in großen Firmen eine kleine Nummer ist und meistens auch bleibt. Viele Personaler der großen Firmen stellen sinnlose Vorgaben mit sinnlosen Zielen auf. Sie wissen selbst, dass vieles sinnlos ist, aber sie sind dazu gezwungen, weil es von ganz oben eine Vorgabe gibt. Und es klingt so viel besser, wenn die Firma sagen kann: Wir tun was, wir ruhen uns nicht aus. Themen wechseln sich ab wie neue Kleider der Saison. Zu solchen Sinnlosaktionen gehören beispielsweise Umbenennungen der Berufstitel. Ich war früher Speditionskaufmann, dann ein Exportsachbearbeiter und jetzt bin ich Exportmanager. Ich bin ein Manager, aber das bedeutet nichts, denn mittlerweile ist jeder Mitarbeiter ein Manager. Alle paar Monate wird das Rad neu erfunden.

Das Einzige, was ich mal toll fand, war, dass wir das Duzen eingeführt haben. Das habe ich schon bei zwei Firmen erlebt, die eine hat es besser eingeführt als die andere. Der höchste Chef wollte sich nicht direkt duzen lassen, wodurch es zu merkwürdigen Situationen kam. So ein Kinderkram.

Doch zurück zu meinen Selbstzweifeln: Meine Vergangenheit hat meine Gedanken darauf programmiert, ständig Fehler an mir zu suchen. Und wenn man lange genug nach etwas sucht, findet man natürlich auch etwas. Ich war selbst schuld daran, dass damals alle in der Schule auf mir herumgehackt haben, denn ich war ja hässlich. Meine Klassenkameraden haben mich ja täglich darauf hingewiesen. Ich bin außerdem schuld daran, dass meine Chancen auf dem Arbeitsmarkt so schlecht waren. Ich habe mich nicht genug angestrengt, ich musste mich verbessern. Einsicht kommt ja immer viel zu spät, aber ich erkannte, dass ich unrecht hatte. Ich bin nicht hässlich und ich bin nicht schlecht. So, wie ich bin, bin ich gut. Der Beweis dafür ist, dass ich meinen Schatz gefunden habe. Und mein Schatz ist Hans. Er sagt mir, wie wichtig ich ihm bin, er schenkt mir Hoffnung, er schenkt mir Zuversicht. Und ich wünsche jedem da draußen einen solchen Schatz.

Anfang der 2000er Jahre gab es ein paar Onlineplattformen, auf denen sich Schwule austauschen konnten. In den Foren herrschten strenge Dating-Regeln. Swipen, wie in den heutigen Dating-Apps, konnte man ja nicht, aber dennoch wurde aussortiert, was das Zeug hielt. Ich habe das Gefühl, dass Hetero-Männer erst in der heutigen Zeit lernen, was es heißt, abgelehnt zu werden. Wenn ich mir auf Elkes Handy die Typen in der Dating-App ansehe, muss ich lachen. Auf ihrem Profil bieten sie nichts außer ihrem Schwanz und stellen gleichzeitig unglaublich hohe Ansprüche an Frauen. Sportlich, gesund, intelligent, aktiv, lebensfroh, bitte schön. Dabei können die Typen nicht mal ein gepflegtes Äußeres, Manieren oder wenigstens Authentizität bieten, danach sucht man vergeblich. Elke und ich lachen drüber, aber eigentlich ist es ein ernstes Thema. Warum kann ein Hetero-Mann sich nicht die Mühe machen, ein schickes Hemd anzuziehen, sich die Haare zu frisieren, sich zu rasieren oder den Bart zu pflegen? Wenigstens fürs Foto oder fürs Daten. Aber sie kommen mit Latschen, im T-Shirt und mit zerzaustem Haar zum Date mit Elke, die sich megaviel Mühe gibt, um attraktiv zu sein. Und die meisten Männer wollen gleich mit ihr ins Bett, sie lechzen nach Sex. Wenn einer der Kandidaten es in Elkes Bett schafft, erwartet er eine vollrasierte Muschi, während er selbst den feinsten Urwald in der Lendengegend präsentiert. Als schwuler Mann konnte ich mir das nicht erlauben. Zähne blitzblank geputzt, frisch geduscht, Haare frisiert, Augenbrauen gut geschnitten, Achsel- und Schamhaare getrimmt. Und selbst dann konnte es noch passieren, dass ich schneller aus dem Bett geworfen wurde, als ich gucken konnte. Aber mein Hans schmeißt mich nicht raus, eher schmeiße ich ihn aus dem Bett!

Selbstmord ist mein Freund, ich kann es nicht leugnen. Er gehört zu mir. Wir sind wie Pech und Schwefel, enge Verbündete in meinem Leben. Warum sollte ich mich ständig hinterfragen? Kann ich diesen Makel an mir nicht einfach akzeptieren? Einen entzündeten Haarfollikel am Arsch oder Penis muss ich auch akzeptieren. Manchmal kann man den Eiter rausdrücken, aber meistens entwickelt sich daraus eine grässliche schwarze Eiterbeule, die man am Ende herausquetschen muss. Und das ist dann was ganz Ekliges, ein schwarzer Samen, der dann rauskommt.

Selbstmord, mein alter Freund.

Wir sind und gehören zusammen. Ich muss dich nicht bekämpfen, mich nicht hinterfragen, mich nicht dafür hassen, ich liebe mich so, wie ich bin.

Sharif, so, wie du bist, bist du in Ordnung. Und du hast Glück. Du hast die große Liebe gefunden. Achtzehn Jahre in einer Beziehung muss man erst mal schaffen. Gut, du hast ein paar Kilos zu viel und keinen Sixpack. Früher warst du sportlich, hattest einen Knackarsch, jetzt ist der nur noch flach. Na und? Spielt das eine Rolle? Brauchst du das, um froh und glücklich zu sein?

Ich bin dankbar, dass ich im späteren Alter Leute gefunden habe, die mich ein Stück meines Weges begleiten und an mich glauben. Nicht nur privat, auch im beruflichen Umfeld macht es viel aus. Ich habe Arbeitgeber, die mir sagen: Ja, *dich* brauchen wir, Sharif. Und ich muss Chancen annehmen, die sich mir im Privaten und im Beruflichen eröffnen. Sonst verpasse ich das Leben.

Lebenslehre Nummer sieben: Was du brauchst, sind Chancen und jemanden, der an dich glaubt, Sharif. Und diese Chancen musst du annehmen. Lass sie dir nicht entgehen wie den Kaugummi-Typen in der Gay Cathedral.

Laut meinem Persönlichkeitstest, den ich mal in einer Firma machen durfte, trifft Folgendes auf mich zu. Ich bin ein:

motivierender Inspirator.

Und das in doppelter Hinsicht: bewusste Rad-Positionierung und weniger bewusste Rad-Positionierung. Spannend fand ich, dass ich im gelben Spektrum gelandet bin, im Spektrum meiner Lieblingsfarbe.

Sharif ist bereit, beinahe alles auszuprobieren.
Und so tue ich es auch!

DAS ENDE VOR DEM ENDE

Gänsehaut am ganzen Körper. Tränen laufen über meine Wangen, während ich »Almost Famous« im Fernsehen sehe, und ich frage mich: Bin ich erwachsen? Penny Lane, gespielt von Kate Hudson, fliegt am Ende nach Marokko, und es ist so schön.

Ich weiß gar nicht, wie ich die Geschichte hier erzählt habe, ist es meine Autobiografie? Einfach eine Ansammlung der Dinge, die ich erlebt habe? Manchmal unsortiert, nicht in der richtigen Reihenfolge, meine Emotionen gaben vor, was wann erzählt werden sollte. Aber ist eine Reihenfolge überhaupt wichtig? Ein Leben will immer erzählt werden. Ich muss nicht einmal berühmt sein, um eine Geschichte erzählen zu können. Und hier sind immer noch so viele Dinge, die ich gern sagen möchte:

Die Unterhaltungen mit Edgar, die ich gerne führte, der mir die Hoffnung gab, mit diesem Leben weiterzumachen, haben neue Fragen aufgeworfen. Wir kochten zusammen, ich bereitete das türkische Menemen vor, ein Eiergericht mit Paprika und Tomaten. Edgar sagte immer »Man-in-Man«, also das Mann-in-Mann-Gericht.

Edgar saß auf seinem edlen roten Ledersessel und ich auf der blauen Récamiere, im Fernsehen lief »Sex and the City«, Carrie wollte einfach nur gevögelt werden. Auch ich träumte damals von einem Mann, der auf mir liegt und mich beglückt.

Ein paar Tage später saß ich auf der Toilette und griff mir das Shampoo, um mir den Text darauf durchzulesen. Mir war langweilig. Während ich erfuhr, dass sich dieses Produkt besonders für die tägliche Haarwäsche eignete, überkam mich erst das drückende Gefühl meiner Gedärme und dann die Erleichterung. Ich stand auf, spülte und hörte durch die offene Tür die Nachrichtensprecherin aus dem Fernsehen im Wohnzimmer.

»Eine erfreuliche Nachricht: Der Soulsänger Luther Vandross muss nicht mehr bearbeitet werden.«

Stille. Ich ging ins Wohnzimmer und sah die Sprecherin, die schnell hinterherwarf:

»Oh, Entschuldigung! Ich meine, beatmet werden.«

Aber die Vorstellung, dass er bearbeitet und nicht beatmet wird, saß bereits in meinem Kopf und ich musste schallend lachen.

Edgar rief in dem Moment an und sagte:

»Sharif, ich muss ein ernstes Wort mit dir reden. Was sollte das auf dem AB? Ich musste extra meine Mailbox anrufen, um mich von dir als Arschloch beleidigen zu lassen!«

Ich musste immer noch über den Versprecher lachen und erwiderte:

»Das hat dich höchstens 50 Cent gekostet, so viel hat der Anruf gekostet. Die bekommst du von mir.«

Später konnte ich ihn mit einem leckeren Häagen-Dazs und den Satz über Luther Vandross besänftigen.

Was für schöne Erinnerungen an Edgar.

Meine Großeltern flohen aus dem Iran, weil ihre Familie verfolgt wurde. Mein Vater floh aus der Armut in der Türkei. Meine Mutter floh, um sich ein besseres Leben zu ermöglichen. Und ich floh, um meiner Liebe zu folgen. Ich folgte Hans in eine ungewisse Zukunft.

Ich habe erst sehr spät erfahren, dass Tufan in der Zeit, als er nach seiner Scheidung bei uns wohnte, viele Drogen nahm. Meine Schwester und ich gehen davon aus, dass er deshalb sehr aggressiv auf uns reagierte. Heute muss er viele Medikamente einnehmen. Aber seine zweite Hochzeit hat ihm wohl das Leben gerettet. Er hat zwei Kinder auf die Welt gebracht, die erfolgreich studieren.

Ich musste erfahren, dass die Ehe von Frau Pöhtze, meiner ersten Klassenlehrerin, geschieden wurde. Irgendwie hatte ich immer das Gefühl, dass die schwierig war. Sie war die Klassenlehrerin, die dafür sorgte, dass ich sitzen blieb.

Ich habe Nadine noch vor Augen. Das Mädchen, das in der Klasse gesagt hat:

»Sharif geht gerne mal in Mädchentoiletten.«

Tja, sie hatte mit neunzehn schon zwei Kinder, genauso wie ihre Mutter ist sie eine junge Mutter geworden. Kein einfaches Leben.

Schulleiter Wisser, der Frau Diemrich mein Sitzenbleiben ganz klar empfohlen hat, wurde erst mal verrückt und starb dann im Irrenhaus. Tja, aber hat mir das Leben schwer gemacht.

Manchmal fühle ich mich wie ein Kind mit großen Augen, die voller Hoffnung stecken, die sich nicht sattsehen können an den Wundern der Welt. Gleichzeitig ist das Herz voller Schmerzen, im Inneren schreie ich. Ich bin verrückt nach Liebe und bin glücklich mit Hans. Ich liege am Boden, höre das Wimmern meiner Seele. Verliere mein Lieblingsspiel und gewinne dafür mein Selbst. Was mich nicht umbringt, macht mich stark, Träume sind keine Schäume. Das ist die Erkenntnis, die mir etwas Hoffnung gibt. Der Vogel fliegt über den Boden, trägt mich mit seinen Flügeln, zeigt mir das Leben, das voller Farben ist. Die Facetten überschneiden sich. Für mein Alter bin ich unreif. Es gibt Menschen, die umarmen das Leben und stürzen sich in jedes Abenteuer, andere gehen die Dinge langsamer an. Ich weiß gar nicht, zu welcher Kategorie ich gehöre. Spontan, flippig, durcheinander und neugierig auf die Welt. Vorsichtig, scheu, ablehnend, depressiv und passiv. Aktiv, angriffslustig, voller Tatendrang, voller Kalauer und Lachern auf meiner Seite, die mich das Glück wieder spüren lassen.

Ich habe meinen Frieden gefunden und führe ein tolles Leben. Ich habe meinen alten Freund Suizid akzeptiert, ach, eigentlich fast schon liebgewonnen. Ich habe nie den Mut gefunden, mein Leben zu beenden. Ich möchte betonen, dass ich es nicht wie so viele feige finde, Selbstmord zu begehen, sondern erschreckend, dass dieser Mensch keine Hoffnung mehr gefunden hat. Diese Person kam mit sich und dem Leben nicht klar. Eventuell hat sie zu viele Ratschläge bekommen. Man sollte seinen Gedanken Beachtung schenken, auf seine inneren Alarmglocken hören und Hilfe rufen, bevor es zu spät ist. Die Hilferufe Betroffener sind meist leise, oft werden sie nicht gehört. Sie sagen ja nicht:

»Ich möchte jetzt sterben! Hilf mir bitte!«

Sie sagen auch nicht:

»Ach, heute ist ein guter Tag zum Sterben. Ich entschließe mich, alle zu ärgern, und bringe mich heute um.«

Das ist ein langwieriger Prozess, er dauert Tage, Wochen, Monate und vielleicht mehrere Jahre.

Ich mache es manchmal noch heute durch. Da stehe ich zu Hause und stelle mir vor, wie ich mich umbringen könnte, ich habe es irgendwie unter Kontrolle, weil ich weiß, dass ich die Gestaltungsmöglichkeiten in der Hand habe. Aber die Person, die sich selbst zerstört, hat sie nicht oder erkennt diese nicht. Da helfen keine Belehrungen, da hilft es nur, da zu sein.

Was hat es gebracht, dass ich in der Schule so stark beleidigt wurde? Heute sind wir alle erwachsen, die, die mich quälten, denken heute nicht mehr an mich. Aber ich kann, wenn ich will, jede Minute, jeden Moment hervorbringen. Ich vergesse es nicht.

Diese blöden Kommentare:

»Stell dich nicht so an.«

Das ist so, als würde man einem Heroinsüchtigen sagen:

»Hör auf, Heroin zu nehmen.«

Für Menschen, die nicht süchtig sind, ist es einfach, einem Junkie zu sagen, was bei ihm falsch läuft. Und für Menschen, die noch nie suizidgefährdet oder schwer depressiv waren, ist es einfach zu sagen: Schau mal, die Sonne scheint, mach einen Spaziergang und dann sieht die Welt schon wieder ganz anders aus.

Ein Selbstmordgefährdeter weiß, dass er am Rande des Wahnsinns steht. Suizidgedanken lassen sich nicht heilen wie eine Erkältung, sie verschwinden nicht, wenn man etwas Schönes erlebt. Ich bin traurig, ich bin verzweifelt, ich zerstöre mich selbst. Erinnerungen halten mich auf, ich kämpfe gegen sie an und damit kämpfe ich auch gegen den Tod. Jeden Tag habe ich die Chance auf einen neuen Start. Ich freue mich, wie Zafer vom Reifendiscount mir gesagt hat, auf Montag. Ich bin gesund und ich darf arbeiten. Das sind doch gute Voraussetzungen.

Taylor, der Junge, auf den ich in Amerika aufpassen durfte, ist mir im Gedächtnis geblieben. Ich erfuhr von seinem Vater, dass Taylor nach einem heftigen Streit mit seiner Frau trunken vor Wut gegen eine Mauer gefahren ist. Taylor starb sofort, als das Auto gegen die Mauer krachte. Er war erst 22 Jahre alt, seine Frau hatte gerade ihr erstes Kind bekommen. Ich hatte nicht den Mut dazu, während Taylor sich das Leben genommen hat. Einfach so.

Bülent, ein alter Klassenkamerad, war nicht von der übelsten Sorte. Er hat mich auch geärgert, aber meistens ist er dabei nur der Gruppe gefolgt. Wenn wir alleine waren, ließ er mich in Ruhe. Nach der Trennung von seiner Frau sah er keinen Sinn mehr in seinem Leben und stürzte sich vom Balkon. Und ich stehe noch hier. Bülent soll im Affekt gehandelt haben, das glaube ich gern. Wenn ich am Bahngleis stehe, weiß ich, dass ein Kurzschlussmoment meinen Tod bedeuten könnte.

Erinnerst du dich an Sertab? Ich möchte dir davon erzählen, wie es mit ihr weiterging.

Es war einer der guten Tage von Sertab. Sie freute sich, lachte und war glücklich. Wir hatten sie lange nicht mehr so ausgelassen erlebt. Sie dachte sogar daran, eine Ausbildung anzufangen. Alle fragten:

»Was ist denn mit Sertab los?«

»Ja, Sertab geht es richtig gut. Sie braucht nur noch wenige Medikamente und eine begleitende Therapie. Sie startet bald richtig durch.«

Wir freuten uns, Sertab blühte richtig auf. Besonders ihre Mutter freute sich sehr. Die Mutter hatte ihren Mann verlassen, der sie schlecht behandelt hatte. Ihr Sohn, Sertabs Bruder, war auf dem Männerstrich gelandet, einer seiner Onkel hatte ihn in seiner Jugend als Drogenkurier genutzt. Keiner sprach offen darüber, aber alle wussten davon. So war die Mutter froh, dass sich wenigstens ihre Tochter so gut entwickelte, denn ihren Sohn hatte sie verloren.

Sertab lebte zusammen mit ihrer Mutter im achten Stockwerk eines Hochhauses. Eines Tages wollten sie ins Kino, um sich einen neuen Film anzuschauen.

Ich wohnte zu der Zeit in der Schweiz und erhielt einen Anruf von meiner Mutter. Und weil ich mir Sertab in guter Erinnerung halten möchte, erzähle ich dir nun nicht von Sertabs brutalem Ende, sondern ein Märchen.

Prinzessin Sertab und ihre Mutter, die aus einem fernen Land stammten, zogen sich ihre besten Kleider an.

Ein Ballabend mit schöner Musik stand ihnen bevor!

Sie steckten ihre Kronen ins Haar und bedeckten ihre Schultern mit Seidenstoffen. Als die Mutter ins Schlafgemach ging, um ihren Schmuck zu holen, sagte sie:

»Ich bin gleich wieder da!«

»Ja, Mama!«, erwiderte Prinzessin Sertab und bürstete ihr langes schimmerndes Haar.

Plötzlich erschien ihr eine gute Fee, die fragte:

»Was wünschst du dir?«

Und Prinzessin Sertab sprach:

„Ich wünschte, ich könnte fliegen!“

Die gute Fee lächelte sie an, wedelte mit dem Zauberstab und verwandelte Sertab in einen wunderschönen bunten Vogel. Die Fee öffnete das Fenster und Prinzessin Sertab flog in den Himmel.

An einem Dezembertag besuchte ich Freunde in Hamburg. Ich fuhr vom Ochsenzoll zum Hamburger Hauptbahnhof. Ein junger Mann stieg in die U-Bahn, steuerte auf mich zu und sagte:

»Ich bin achtzehn Jahre alt und weiß, dass man nicht betteln darf, aber ich habe seit gestern nichts gegessen. Ich habe meine Familie verloren. Bitte helfen Sie mir. Ich bin auch ein Mensch.«

Das ist wahr, du bist auch ein Mensch!

So sagte ich zu ihm:

»Komm, ich bezahle dir dein Essen.«

Wir stiegen an der nächsten Haltestelle aus und gingen zu einem Kiosk, an dem er sich eine Mahlzeit aussuchte.

»Ich weiß gar nicht, wie ich Ihnen danken soll.«

»Keine Sorge. Das mache ich gern.«

So konnte ich ihm mit Essen und Trinken wenigstens ein bisschen helfen. Ich riet ihm noch:

»Geh zur Heilsarmee oder zum Sozialamt. Da bekommst du Hilfe.«

Sein Blick wurde leer. Ich wusste, dass er es nicht tun würde, aber ich wollte ihn nicht verurteilen. Er brauchte Mitgefühl und etwas zu essen, keine Ratschläge.

Ich vergesse manchmal, wie privilegiert ich bin. Mein Marken-Mantel hätte normalerweise knapp tausend Euro gekostet und ich habe ihn zum Schnäppchenpreis von dreihundert Euro ergattert. Aber am Ende ist es immer noch viel Geld. Von so viel Geld hätte sich der junge Mann einen Monat lang ernähren können.

Am Hauptbahnhof kam mir eine Mutter mit vier Kindern entgegen. Eines ihrer Kinder streckte die Nase in die Luft, der Duft von Fast Food hing in der Halle.

»Mama, ich habe Hunger!«

Ihr Sohn wiederholte sich, aber die Mutter ignorierte ihn. Ich las an ihrem Gesicht, dass es ihr leidtat, dass sie ihrem Kind nichts kaufen konnte. Ihr Sohn wurde lauter:

»Mama, ich habe doch gesagt, ich habe Hunger!«

Die Mutter drehte sich um, kniete sich zu ihrem Sohn und sagte:

»Ich würde dir so gerne etwas kaufen, aber ich habe kein Geld. Wir können nur kurz etwas einkaufen und müssen dann nach Hause, da kann ich dir etwas kochen.«

Ich trat nach draußen, es war kühl, aber meine Strickjacke aus purem Kaschmir hielt mich warm. Das war so bitter, ich wusste, dass ich nicht helfen durfte. Ich hätte die Mutter damit gekränkt.

Ich wünsche dem Achtzehnjährigen und dem kleinen Racker nur das Beste und viel, viel Mut. Harte Prüfungen prägen einen für immer. Sie werden ihren Weg gehen, so, wie ich meinen gegangen bin.

Erfolg? Was ist Erfolg? Jeder definiert das anders. Ich bin kein Superstar, kein Filmstar, kein Supersportler, ich habe keine Millionen auf der Kante und Vermögen werde ich wohl auch nie aufbauen. Ich habe kein Erbe, das mir mein Auskommen sichert. Aber ich habe ein Anrecht auf Stolz. Ich kann sagen, dass ich ein gutes Leben geführt habe. Trotz meiner Fehler ist doch alles gut. Lebe, steh auf, arbeite, lebe, steh auf, arbeite. Ist das nicht schon Erfolg genug? Das Leben zu meistern, ist schon hart genug.

Eine ältere Psychologin, die ich über Freunde kennengelernt hatte, sagte einmal zu mir, als wir zusammen Tee tranken:

»Sharif, du bist total unselbstständig.«

»Wieso?«

»Na ja, du lebst noch bei deiner Mutter.«

»Und das gibt dir das Recht, mir zu sagen, ich sei unselbstständig?«

»Ja, meine Tochter ist mit achtzehn ausgezogen.«

»Und?«

»Sie arbeitet und studiert.«

»Schön. Aber ich verstehe mich mit meiner Mutter. Ich sehe noch nicht, warum deine Tochter selbstständiger sein soll als ich.«

»Sie macht mehr aus ihrem Leben als du.«

»Hmm ... und ist sie glücklicher als ich?«

»Ja.«

Aber darüber, dass ihre Tochter in der Zeit, als sie alleine gewohnt hat, vier Typen abservierte, verlor die Psychologin natürlich kein Wort. Zu jedem Mann sagte ihre Tochter:

»Der Typ ist so scheiße!«

Ich habe mir vieles selbst erarbeiten müssen, ohne Vitamin B, meine Mutter hatte keine Connections, die weiterhalfen. Aber die Tochter der Psychologin arbeitete im Unternehmen ihres Vaters und verdiente dort gutes Geld. Was daran ist so selbstständig? Was ist daran selbst erarbeitet, selbst aufgebaut? Und was sollen überhaupt diese Vergleiche?

Ich habe reiche Verwandte in der Türkei, ihre Kinder haben Masterstudiengänge an den besten Universitäten in Istanbul mit Austauschprogrammen in den USA und England absolviert. Sie arbeiten im Unternehmen ihrer Eltern, sie sind nicht in der freien Wirtschaft, sie mussten sich nicht bewerben und um eine Anstellung bitten. Ich und viele andere Menschen können nicht zu Verwandten gehen und sagen:

»Gib mir bitte einen Job, ich bin dein Verwandter.«

Wir können alle stolz auf uns sein, egal, wann wir ausziehen, egal, was wir erreichen. Und wenn wir einfach unser Leben leben, abends vor dem Fernseher hocken und ganze Wochenenden vor dem Computer verbringen. Immerhin schaffen wir es, zu leben, der Welt zu begegnen und sie nicht verfrüht zu verlassen.

Ich bin ein Leuchtturm am schäumenden Meer. Der Sturm peitscht hohe Wellen gegen mich, es blitzt und donnert über mir. Ich kann die Sonne nicht sehen und kein Licht am Horizont. Doch der Sturm bezwingt mich nicht. Ich bleibe aufrecht stehen, mit erhobenem Kopf.

Die meisten meiner Mitmenschen wissen nichts von den schrecklichen Gedanken, die mich begleiten. Sie sehen mich lachen, sie scherzen mit mir, arbeiten und sitzen im Büro neben mir. Wenn ich anderen meine Sorgen erzähle, stößt es sie irgendwann ab. Ich habe gelernt, allein damit klarzukommen. Ich habe Hans und Elke nicht erzählt, dass ich vergewaltigt und in einer Blutlache zurückgelassen wurde. Ich weiß nicht, wie mein Gehirn es schafft, aber ich denke nicht jeden Tag darüber nach, ich grüble nicht, wer schuld ist an der Dunkelheit in meinem Leben. Ich könnte stundenlang darüber nachdenken, dass mein Leben scheiße ist, aber mein Gehirn lässt das nicht zu. Es lässt es nicht zu, weil ich schon zehn Schritte weiter bin.

Ich tanze zur Musik im Radio, ich male eine Leinwand einfach nur gelb an, ich habe Hoffnung. Ich lache, genieße den Moment und summe dazu die Melodie von Elton Johns »I'm still standing«. Ja, ich bin stark und fühle mich manchmal wie ein Kind.

Die Langstreckenschwimmerin Diana Nyad spricht in einem TED-Talk auf YouTube mit dem Titel »Never, ever give up« oder »Dare to Dream« davon, wie sie von Kuba nach Florida geschwommen ist, als erster Mensch ohne

Haikäfig. 177 Kilometer, 53 Stunden, mit 64 Jahren. Am Ende des TED-Talks sagt sie:

»Du bist nie zu alt, um deine Träume zu verwirklichen. Ich bin überzeugt davon, dass ich die Blütezeit meines Lebens erreicht habe.«

Und so fühle ich mich auch.

DIE BLÜTEZEIT MEINES LEBENS STECKT VOLLER MÖGLICHKEITEN.

Ich muss nur die Augen öffnen und die Chancen ergreifen.

See you at the Oscars, bitches …

Or Grammys …

Haha! Wer weiß? Vielleicht schaffe ich es noch!

Ich kann nicht einfach so abhauen und dich hier zurücklassen.

Meine erste Reise nach Japan hat mich so geprägt, dass ich dir unbedingt noch davon erzählen muss!

GALAXIEN DER FARBEN

Das neue James-Webb-Teleskop wurde auf einen sandkorngroßen Ausschnitt des Universums gerichtet, um nach stundenlanger Belichtungszeit ein Foto zu erstellen. Die Deep-Field-Aufnahme zeigt ein Meer voller Galaxien. Überarbeitet von Experten sieht es enorm bunt aus. Mir stockt der Atem beim Anblick des Carina-Nebels NGC 3372 mit seinem gelb-orangenen Streif, aus dem neue Planeten und Sonnen entstehen können. Die vielen Sterne, die sich von der südlichen Erdhälfte aus erblicken lassen, und unglaublich viele Planeten, die sich um die eigene Sonne drehen. Der planetarische Nebel NGC 3132 ist ein Überbleibsel eines großen explodierten Sterns. Kaum auszumalen, dass sich der Nebel mit einer Geschwindigkeit von etwa fünfzehn Kilometern pro Sekunde ausdehnt. Seit seiner Entdeckung im Jahr 1835 bis zum Jahr 2023 hat dieser Nebel ein Volumen von mindestens achtundachtzig Milliarden neunhunderteinunddreißig und fünfhundertzwanzig Kilometer gewonnen. Ich habe die Zahl bewusst getrenntgeschrieben, damit man das richtig lesen kann. Nagel mich nicht auf die hundertprozentige Korrektheit dieser Zahl fest, denn der planetarische Nebel im Sternbild »Segel des Schiffs« wächst ja jede Sekunde. Und welch ein majestätischer Anblick das »Stephans Quintett« bietet! Vier Galaxien stehen direkt miteinander in Wechselwirkung. Sie werden irgendwann ineinander übergehen.

Was für eine wunderbare Vorstellung, dass wir alle aus dem gleichen Stoff entstanden sind.

Wie sehr doch unser Horizont durch die Wissenschaft erweitert werden kann, mit Informationen, die unsere Vorstellungskraft herausfordern. Das Universum ist voller bunter Farben!

JAPAN

Eine Freundin hat mich auf meine erste Japanreise vorbereitet. Sie riet mir, bei Besuchen ein kleines Geschenk in Form von Schokolade mitzubringen, die Schuhe an der Haustür auszuziehen und die Pantoffeln der Gastgeber anzuziehen. Die waren mir meistens zu klein. Japanische Männer haben anscheinend kleinere Füße als europäische.

Ich liebe Japan, ich bin regelmäßig in diesem Land, es löst ein bestimmtes Gefühl in mir aus. Ich fühle mich wohl bei diesem schrägen, bunten, lauten und doch zurückhaltenden Volk.

Sushi, oh, Sushi, wie ich es liebe! Die Qualität ist natürlich eine ganz andere als in Deutschland oder der Schweiz. Aber Japan hat so viel mehr zu bieten als nur Sushi.

Die Millionenmetropole Tokyo, schon der Hauptbahnhof ist so imposant, dass man fast durchdrehen möchte. Osaka, eine Hafenstadt auf der Insel Honshu, wo meine japanische Freundin wohnt, ist so ganz anders, fast das Hamburg Japans. Ich liebe es, in die kulinarische Welt Japans einzutauchen, es gibt so viele gute Restaurants in Osaka. Die Kuchen und Torten sind Spitzenklasse, zwar klein und teuer, aber lecker und kunstvoll angerichtet. In quietschbunten Karaokebars haben wir laut gesungen und im Paramount Picture Park die Wasserfallfahrt auf uns genommen. Wir wurden vom 3-D-Terminator angelasert. Ich konnte ihn fast spüren, seine Hand wirkte durch die 3-D-Effekte ganz nah, so, als würde sie mich gleich berühren.

Meine japanische Freundin nahm mich mit in ihr Fitnessstudio und wir besuchten den Zumba-Kurs, zum Glück für Anfänger geeignet. Eine gemischte Truppe aus Jung und Alt machte mit und ich konnte der Trainerin gut folgen. Am Anfang dachte ich: Okay, das geht gut! Man kommt nur etwas ins Schwitzen. Aber dann legte sie mit den schwierigen Schritten los und am Ende war ich völlig aus der Puste, genauso wie die anderen Teilnehmer. Aber der Kurs hat meine Lust am Zumba erweckt. Wenn ich in Japan bin, gehe ich drei- bis viermal pro Woche zum Zumba.

Mit dem Hochgeschwindigkeitszug Shinkansen fliegt man quasi durch Japan, die Züge kommen fast auf die Sekunde genau an. Von Tokyo fuhr ich nach Osaka, von Osaka nach Hiroshima, Fukuoka und Kanazawa. Die Reise nach Sakurajima Island mit dem aktiven Vulkan war unglaublich beeindruckend, innerhalb einer Stunde habe ich die kleine Insel mit dem Fahrrad umrundet. An den blau-grünen Kolibris, die die roten, gelben und blauen Blüten anfliegen, kann ich mich kaum sattsehen. Die Stadt Beppu hat mich mit ihren Badehäusern verzaubert, mit dem intensiven Wechsel von heiß auf eiskalt! In Beppu bin ich immer der Gaijin, der Ausländer, der sich nicht so richtig an die Regeln hält. Jeder Badegast erhält ein kleines Handtuch, mit dem man seinen Intimbereich verdeckt, wenn man im Wärme- und Badebereich umhergeht. Ins heiße Onsen steigt man nackt hinein und wickelt das Tuch um den Kopf. Ich habe aus Versehen das viel zu knappe Badetuch für meine Weichteile von meinem Kopf ins Wasser fallen lassen, eine Todsünde.

Im Jahr 2005 ist so viel passiert, Hans und ich waren gerade richtig zusammengekommen. Schon bevor ich ihn kennengelernt hatte, habe ich geplant, nach Japan zu fliegen.

Über das Internet knüpfte ich Kontakt mit einer Japanerin. Zwei Jahre lang schrieben wir uns auf Englisch hin und her und schickten uns kleine Geschenke. Ich finde, dass es etwas ganz Besonderes ist, jemanden im Internet kennenzulernen. Wie aus dem Nichts taucht eine Person auf und innerhalb weniger Wochen verspürt man freundschaftliche Gefühle füreinander, obwohl man sich noch nie begegnet ist. Aber meine Freundin aus dem Internet besuchte mich tatsächlich 2004 in Hamburg.

Ich zeigte ihr mein Hamburg, unternahm mit ihr eine Hafenrundfahrt und ging mit ihr in meine Lieblingsrestaurants. Im darauffolgenden Jahr wollte ich sie gern in Japan besuchen. Ich wusste, dass Flug und Aufenthalt sehr viel kosteten. Meine Mutter war mal wieder so lieb und spendierte mir das Flugticket.

»Sharif, hier, ich habe etwas Besonderes für dich.«

Zusammen mit dem Geld für das Flugticket überreichte Sarigül mir das Erbstück, den silbernen Ring mit dem Lapislazuli-Stein. Ich sollte den Ring behalten. Mama ist doch die Beste!

Meine Freundin bot mir an, bei ihr zu übernachten, damit ich das Geld für ein Hotel sparen konnte, und somit stand meine Reise nach Japan!

Ich belegte in Hamburg einen Japanisch-Kurs an der Volkshochschule, der eine echte Herausforderung für mich darstellte. Hans schenkte mir einen Ratgeber für Japan, den ich regelrecht verschlang. Ich war unglaublich aufgeregt.

Die Koffer waren gepackt. Ich verabschiedete mich von meiner Mutter, meiner Schwester und von meinem Hans.

Nervös stieg ich in den Flieger der Turkish Airline, der über Istanbul nach Tokyo fliegen sollte. Ich fand es bereits unglaublich spannend, mit so vielen Japanern im Flugzeug zu sitzen. Als ich zwölf Stunden später in Japan landete, erfasste mich ein bestimmtes Gefühl. Ich wusste noch nicht genau, was es war, ich konnte es nicht so recht begreifen. Das Gefühl wurde größer, es wuchs und wuchs, mit Gänsehaut stand ich endlich in Japan. Es waren Wellen von Glück, die mich erfassten. Wellen voller Glück. Sie umspülten mich sanft, nachdem ich jahrelang dem Sturm getrotzt hatte. Sie umspülten meine Welt, meine ganze Existenz. Ich hatte das noch nie erlebt, noch nie zuvor gespürt. Ich stand in Japan, mit einem Lächeln.

Und dann wusste ich es!
Voller Freude!
Auf einmal verstand ich alles!

Ich bin …

FREI

Playlist

Tove Lo – Dirt Femme (Album)

Tove Lo – Fire Shade (Short Movie)

Michael Jackson – Leave me Alone

Crystal Castles – Air War und Crimewave

Röyskopp – Alpha Male

Mondial Tobbogan – Mountains of love

Jazmine Sullivan – Dream Big

Guillaume le Henaff – Skycrapers

Madonna – Love Spent

Janelle Monáe – Make Me Feel
(EDX Dubai Skyline Remix)

Guillaume Le Hénaff – Devenir Marilyn
(Bande originale du film)

Meteor – Adastra (Album)

Tiësto & Ava Max – The Motto

Harry Styles – Harry‘s house (Album)

Westbam – Celebration Generation

Felix – Don‘t you want me

The Course – Ready Or Not

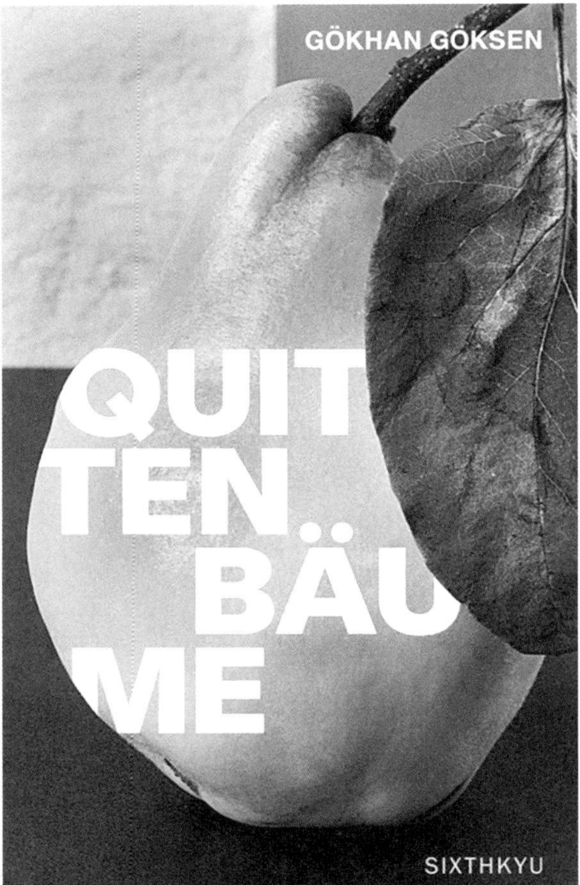
GÖKHAN GÖKSEN
QUIT
TEN
BÄU
ME
SIXTHKYU

Quittenbäume

In seinem Roman »Quittenbäume« erzählt Gökhan Göksen die Geschichte von Matthias, einem Jungen, der seine erste Liebe verliert. Seine sonst so sichere Welt, bestehend aus einer intakten Familie, einem schönen Zuhause, guten Schulnoten, gerät ins Wanken.

Noch bevor er das Abitur erreicht, verliert er den Glauben daran, dass das Leben schön sein kann. In einer Freistunde auf dem Schulhof lächelt ihn das Glück an und er versucht es festzuhalten. Eine anrührende Geschichte über die Liebe, die so uneindeutig sein kann, beginnt.

«Ein Buch über die Liebe, ein queeres Buch, das ganz wunderbar unterhält.»
Michael Rädel, maenner.media

Paperback
252 Seiten
ISBN 978-3-9525522-0-9 (Taschenbuch)
ISBN 978-3-9525522-1-6 (E-Book)
EUR 12,80 (D/AT)

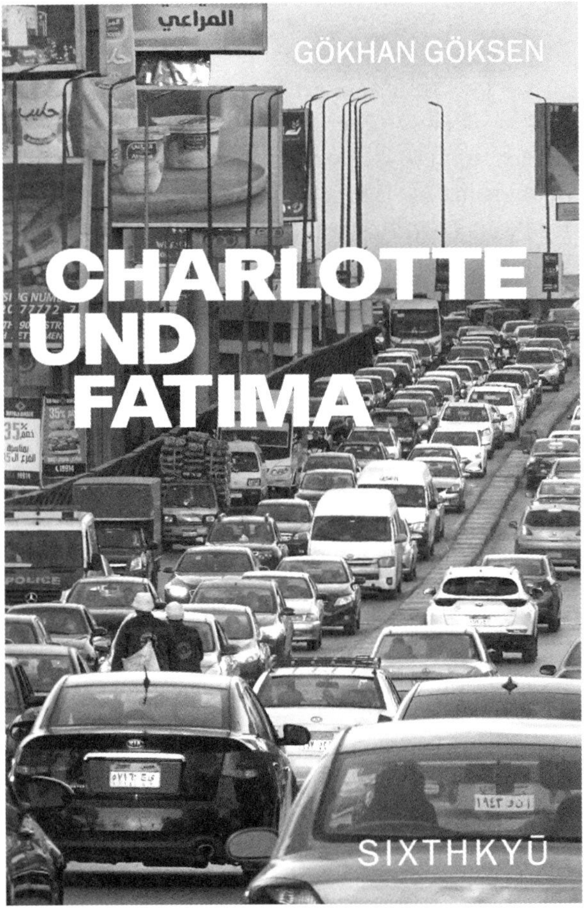
GÖKHAN GÖKSEN
CHARLOTTE
UND
FATIMA
SIXTHKYŪ

Charlotte und Fatima

Ein Buch über zwei starke Frauen, Charlotte in London und Fatima in Kairo. Ein Akt, ein Schicksal und das Leben der Frauen ist für immer verbunden . Beide gehen durch den größten Schmerz ihres Lebens, die eine mit Hass, die andere mit Vergebung.

Die große Frage bleibt, wie entscheiden wir uns, was machen wir? Was macht uns aus, würden wir bis zum Äußersten gehen?

Im zweiten Roman erzählt Gökhan Göksen eine Abwandlung über Liebe, Verlust, Tod, und die Begegnung mit dem inneren Teufel persönlich. Wer sind wir? Welche Entscheidungen treffen wir, wenn wir etwas Unfassbares erleben?

Paperback
204 Seiten
ISBN 978-3-9525522-4-7 (Taschenbuch)
ISBN 978-3-9525522-5-4 (E-Book)
EUR 19,99 (D/AT)

STEPHANIE MICHAELA WEISS

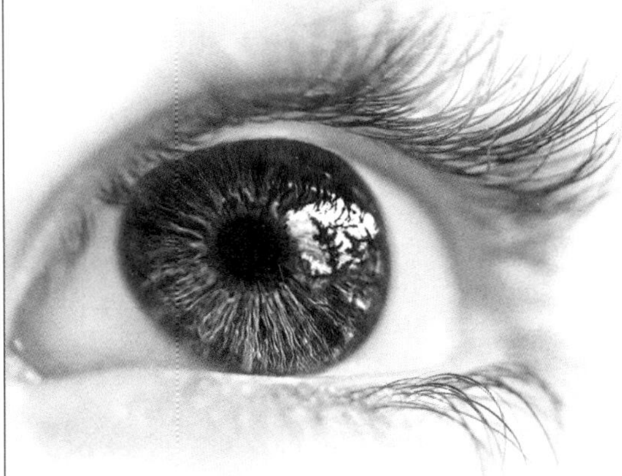

KOHLEN STAUB AUF GLAS

SIXTHKYŪ

Kohlenstaub auf Glas

Am liebsten würde sie dem unbarmherzigen Bayerwald für immer entfliehen: Als Kind hat Josefa wegen ihres ungewöhnlichen Aussehens unter den abergläubischen Waldlern ebenso zu leiden wie unter den Misshandlungen ihrer Mutter.

Als junge Frau erfährt sie – wenn auch nur für kurze Zeit – was Glück bedeutet. Viel zu schnell wird es ihr jedoch auf grausame Weise wieder genommen. Doch sie bäumt sich auf ihre eigene Art gegen ihr Schicksal auf und denkt dabei immer zuerst an ihren Sohn, für den sie sich eine bessere Zukunft wünscht.

Paperback
264 Seiten
ISBN 978-3-9525522-2-3 (Taschenbuch)
ISBN 978-3-9525522-3-0 (E-Book)
EUR 19,99 (D/AT)

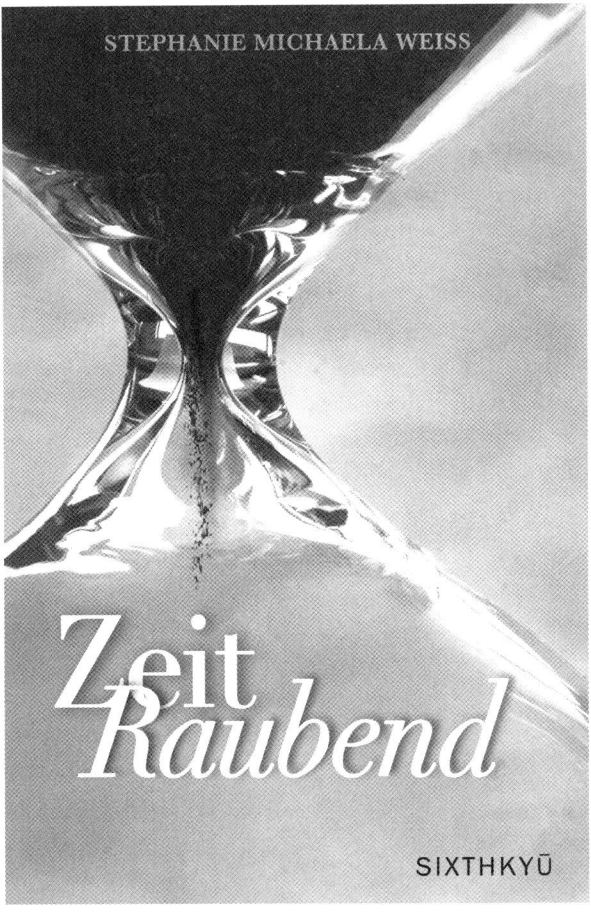
STEPHANIE MICHAELA WEISS
Zeit
Raubend
SIXTHKYŪ

ZeitRaubend

Für Anna ist alles aus und vorbei.
Mit gerade mal Mitte dreißig muss sie sich aus dem Leben verabschieden.

Manchmal melancholisch, meist jedoch mit einer Riesenportion Humor, blickt sie in den Wochen vor ihrem Tod auf ihr letztes turbulentes Jahr in Gesundheit zurück. Auf all die denkwürdigen, amüsanten und schrägen Erlebnisse als Single im 21. Jahrhundert.

Von wahnsinnig komisch bis hin zu wortwörtlich zu Tode betrübt, löst Annas Geschichte wahre Gefühlsstürme in uns aus. Ihrer Begeisterung für starke Frauen bleibt Stephanie Michaela Weiss dabei auch in ihrem zweiten Roman treu.

gebunden
192 Seiten
ISBN 978-3-9525522-6-1 (gebunden)
ISBN 978-3-9525522-7-8 (E-Book)
EUR 19,99 (D/AT)